痛みの本当の原因は「腸腰筋症候群」

臼蓋形成不全

変形性股関節症

人工股関節手術不要論

湘南スポーツ整体院 院長
鶴田 昇
Noboru Tsuruta

現代書林

はじめに

多くの人が悩んでいる「股関節痛」は、実は股関節が原因ではない。腸腰筋《ちょうようきん》という筋肉が疲労して痛んでいるにすぎない。

腸腰筋は、背骨から始まって下腹部・骨盤内の深いところを通って大腿骨につながっている筋肉だ。このようなマニアックな筋肉を知っている人は、ほとんどいないだろう。自分で意識もできない筋肉である。

しかしだからこそ、この筋肉が痛いとき、いろいろな痛みとして感じられてしまうのだ。腰痛の多くも、実は腸腰筋の痛みである。「股関節痛」については、私はほぼすべて、腸腰筋の痛みだと思っている。これが私の主張する「腸腰筋症候群」である。

筋肉の痛みというのは、飛び上がるほどの激痛である。「股関節痛」だと、歩けなくなるほどだ。しかし筋肉の疲労や障害、そしてそれによる痛みは回復するものなのである。

大切なのは、回復するチャンスを与えてあげることだ。腸腰筋というのは人々に意識されないので、なかなかそのチャンスが与えられないのである。

ところが整形外科医は、この腸腰筋という筋肉の痛みを股関節の病気と診断する。関節のトラブルで、もう治らないと言う。そして最終的には「人工股関節」に換える手術を勧める。

私に言わせれば、それは完全な間違いである。たとえ変形性股関節症があったとしても、それがかなり進んでいたとしても、腸腰筋をじっくり回復させれば「股関節痛」は間違いなく改善し、治っていくのである。

私がこのような考えをもとに患者さんを施術するようになって、もう10年以上が経過している。施術した患者さんの数は、６０００名にのぼる。そのうち「股関節痛」の患者さんの数は１０００名をくだらないだろう。私の前著2冊を読んで、「股関節痛」に悩む患者さんが全国からやって来るようになって、当院の「股関節痛」率はとても高くなっているのである。

当院にやって来たたくさんの患者さんの「股関節痛」は、いずれも腸腰筋症候群だった。なぜそれがわかるのかというと、腸腰筋の回復を促す施術（つるた療法）を行うことで、痛みは迅速に改善に向かい、「手術しか方法がない」と言われているケースでさえ、その必要がなくなるように回復していくからである。

したがって、私は「股関節痛というものはない」と思っている。患者さんが股関節が痛いと感じているのは、すべて腸腰筋が痛んでいるのをカン違いしているだけなのである。

このため本書では、股関節痛の表記にはすべてカギカッコをつけた。そのカギカッコは、「股関節痛（本当は腸腰筋の痛み）」という意味であることを理解しておいていただきたいと思う。

私の腸腰筋症候群に関する著作は、これで4冊目になる。

それまでの著作では、ローカルな一治療家が一人で変わったことを遠吠えしている、という印象だったと思う。しかし最近は、私が発見した腸腰筋症候群のことを、一部の整形外科医も無視できなくなってきているようである。もちろん、当院への患者さんが示してくれる「人工股関節手術は不要」という事実（症例）は、現在もどんどん増えている。

今回の本は、このように腸腰筋症候群が患者さんをはじめ医療界や治療家のあいだに、じわじわと浸透しはじめている状況を中心に、論を進めていきたいと思う。

私は科学者ではないので、そこにある事実から経験的に学ぶだけだ。その成果をそのまま、「股関節痛」に悩むみなさんに発表したいという思いである。

なお、症例として紹介させていただいた患者さんの氏名は、すべて仮名とさせていただいた。

この本が、たくさんの「股関節痛」に悩む人たちを救うことにつながれば幸いである。

２０１６年2月

湘南スポーツ整体院院長　鶴田　昇

目次

はじめに　3

プロローグ

人工股関節手術は、不要である

「股関節痛」の解決法は、股関節を人工関節に換えるしかないのか？　16
人工股関節手術は、取り返しのつかない間違い　17
変形性股関節症、臼蓋形成不全は、「股関節痛」とは関係ない　20
「事実」にもとづいた人工股関節不要論　22
▼症例――激痛だったが、人工股関節手術はせずに済んだ　24
カナダ在住の女性が書いた「股関節痛」手記　29

第1章

「股関節痛」など存在しない

なぜ手術しても股関節の痛みは治らないのか？ 34

「股関節痛」は腸腰筋への施術でよくなる。手術は必要ない 34

人工股関節手術は「医療過誤」ではないのか？ 35

整形外科医は骨しか診ない 38

▼症例——人工素材でできた股関節が、なぜ痛むのか？ 41

▼症例——両脚の股関節を手術、50代で人工関節を勧められたが…… 44

安静にしていれば自然に治る「股関節痛」（実は腸腰筋の痛み） 46

誰も知らなかった腸腰筋症候群 48

筋肉らしくない、隠れた筋肉の痛み 48

人間の「フィレ肉」、大腰筋 50
骨盤内部にひそむ「腸骨筋」とは 53
▼症例――腰痛のあとで「股関節痛」が始まった 54
▼症例――股関節がどこにあるか、わからない人が多い 56
変形性股関節症、臼蓋形成不全は確かに女性に多いが…… 62
▼症例――毎日のパートの疲労が積み重なって…… 64

第2章 整形外科医は、患者さんの立場も考えるべきだ

整形外科医は人工関節のセールスマン？ 68
▼症例――「人工股関節の手術、60歳なら適齢期です」!? 68
医師に不安を大きくさせられ、痛みを大きくしている患者さんたち 73
▼症例――患者さんの気持ちを考えず、人工股関節ばかり勧める医師 75

▼症例——腰痛だと思っていたら、変形性股関節症？　78
▼症例——右股関節が痛くて受診したのに、「左の股関節を手術しましょう」？　80
病院の厳しいリハビリで「股関節痛」を悪化させることもある　83
柔軟性のある筋肉を維持することが大事　83
治らない痛みは「慢性的な痛み」　85
▼症例——リハビリによって「股関節痛」が発生、手術直前で助かった　88
▼症例——股関節の違和感がリハビリで激痛に……　95
▼症例——リハビリで悪化、手術を勧められたが……　97

第3章 「つるた療法」は腸腰筋症候群にアプローチするベストの方法

「痛み」に対する正しいアプローチを　102

「痛み」は、なぜ整形外科で治らないか 102
「痛み」に対して人はどう対処するのか 103
整形外科医は「痛み」の専門家なのか？ 104
整形外科医の仕事は、自分たちがわかる病名をつけること 106
痛みには、急性疲労から来るものと慢性疲労から来るものとがある 107
痛みは物質である 110
日常生活の中で知らずにたまる「疲労」に注意 112
スポーツのやり過ぎも「慢性的な痛み」に 113
▼症例――「股関節痛」はスポーツが好きな中高年に多い 115
▼症例――来院1回で痛みが取れたが、スノボをやって再発 118
関節の可動域も痛みの要因の一つ 120
股関節は「股関節痛」とは無関係、手術してはいけない 122
痛みの原因にピンポイントでアプローチする「つるた療法」 123
腸腰筋を「ほぐす」のは簡単ではない 123

腸腰筋症候群と「つるた療法」の発見につながった患者さん　125
手を当てるだけで、なぜ血液循環が飛躍的に良くなるのか　128
ストレスに対処できなければ「痛みの治療」は完全ではない　132
ストレスがあると痛みは消えていかない　132
ゆったりと気持ちがいい「ストレスコントロール法」　134
脳内の血液循環が良くなれば、精神的ストレスによるトラブルも解決する　138
▼症例──「股関節痛」で手術を回避、しかしうつ病だった　140

第4章　医療界・治療界で注目されてきた「腸腰筋症候群」

登場したときは孤立無援だった「腸腰筋症候群」　146
地方の一治療家が整形外科医療の大きな矛盾に気づいた　146

出版を機に、患者さんが殺到した　148
▼症例――主治医に私の本を見せて議論した患者さん　150
一部の整形外科医が注目しはじめた　153
腸腰筋症候群を前提に治療を行っている整形外科医　153
腸腰筋症候群が整形外科の権威に認められた　155
医療関係者と思われる患者さんの来院も多い　157
▼症例――東北地方から来院した元整形外科医　158
▼症例――泣きだした38歳の女医の先生　161
▼症例――医師からの紹介状を持って来院した患者さん　163
治療家の世界でも広がりつつある「つるた療法」　165
治療の対象となってきた腸腰筋　165
中医師が「つるた療法」のセミナーに参加　166
「つるた療法普及協会」の設立　168

北海道に「つるた療法」の拠点が生まれようとしている 172
人工股関節手術がなくなるまで…… 174

エピローグ

間違った医療常識は、なぜ見直されないのか

多くの人が「健康常識のウソ」に気づかない 178
「傷口を消毒すると治りにくくなる」という新しい常識 180
「糖尿病は炭水化物以外なら食べたいだけ食べてよい」という新しい常識 183
原因がわからなければ「わからない」と言うべし 186
おわりに 189

プロローグ

人工股関節手術は、不要である

「股関節痛」の解決法は、股関節を人工関節に換えるしかないのか？

股関節の痛みに悩んでいる人は、とても多い。腰痛や膝痛と並んで、いつも一定の割合で患者さんがおられる。特に、人工股関節手術は不要だと叫んでいる私の治療院のもとには、たくさんの患者さんが来院する。

歩くと痛いのは、生活すべてに困るものだ。その痛みに耐えきれず整形外科へ行くと、レントゲン検査が行われ、たいていは「変形性股関節症」「臼蓋形成不全」などと診断される。そして「放置すれば悪化する一方で、最終的な治療法は手術（人工股関節置換術）しかない」と言われ、人工関節の手術を熱心に勧められるのだ。

それは、自分の股関節を切り取って換わりに人工的に造られた股関節を入れるという、素人には考えられないような大手術である。

多くの患者さんは、もちろん手術をしないで治したいと考える。それで、手術を決める前に痛み止めの治療やリハビリで通院しながら様子をみていくのだが、本書で詳しく述べていくように、そうした治療によって痛みはよけいに強くなっていく。痛みの原因がなくなるわけではないので当然なのだが、患者さんはそのしつこい激痛に「やはり医師の言う通り」だと思い、絶望し、諦めの気持ちから手術をしてしまう。そういうケースが多い。

当院を訪れたたくさんの患者さんから聞いた話だが、医師は妙に熱心に人工股関節の手術を勧めるという。手術は、たとえうまくいっても、その後の人生ではなんらかの後遺症が残る可能性が大きいし、杖が必要になることもある。そういう恐れがある上に、患者さんの体に大きな負担を与える大手術なのだ。しかも費用も高額になる。それを、きわめて安易に患者さんに勧める、というのだ。

腸腰筋の回復を助ける施術を行うだけで解決していくことなのにと、私はいつもため息をついてしまうのである。

人工股関節手術は、取り返しのつかない間違い

確かに整形外科医は、「股関節痛」に対して手術だけしか治療法を持っていないようである。そのほかの鎮痛剤などの治療は、その場しのぎだけが目的で、そもそも原因がどうのこうのという治療ではない。その対症療法が結果的には腸腰筋症候群を治りにくくして

いることも多い。

ところが、整形外科の罪は「治さないで悪化させている治療」だけではない。唯一の治療法だという人工関節置換術も、意味のない間違った手術であり、患者さんにとっては「やるだけ損」の治療法なのである。

私は現在行われているほとんど100％の人工股関節手術は、間違った、必要のない手術ではないかと考えている。少し遠慮して言ったが、私の中でそれは確信なのである。

結論から言えば、この世に本当の股関節痛などはないのである。「股関節痛」と患者さんが思っている痛みは、実は股関節が痛いのではなく、下腹部の深いところ、骨盤の奥のほうにある大きな筋肉（腸腰筋、いわゆるインナーマッスル）が痛んでいるにすぎない。つまり、みなさんが考えている「股関節痛」というのは、実は筋肉痛だったのである。

子どもたちでさえ知っているように、筋肉痛は安静にしていれば回復する。回復するように、人間の体ができているからだ。ところが整形外科医は、その人間の生理を無視するように鎮痛剤やステロイドを使い、リハビリでさらに筋肉疲労を悪化させ、最後には痛みとはまったく関係のない、まだまだ何十年も使える「あなたの生身の股関節」を切り取ってしまう手術を勧めるのである。

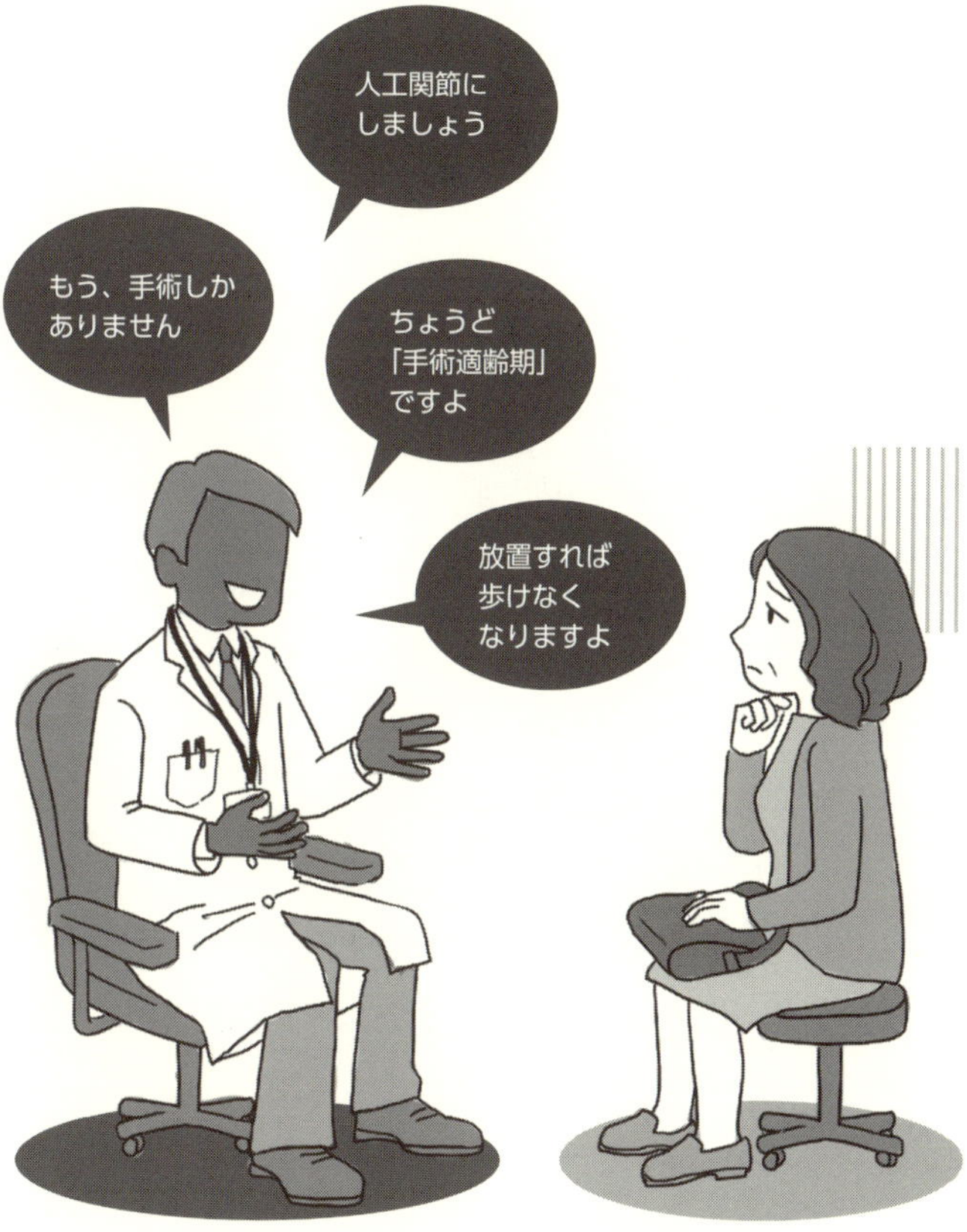
人工関節に
しましょう
もう、手術しか
ありません
ちょうど
「手術適齢期」
ですよ
放置すれば
歩けなく
なりますよ

現代医学に任せておけば大丈夫、大きな病院なら安心と考えて医師の言う通りにしていると、手術の後遺症で障害者になってしまい、おまけに「股関節痛」も治らないという、取り返しのつかないことになってしまうのである。こんなに恐ろしいことはない。

変形性股関節症、臼蓋形成不全は、「股関節痛」とは関係ない

患者さんにこのことを説明すると、次のように聞き返されることがある。

「でも医師は、レントゲン画像を見て、股関節が老化して骨同士がぶつかっている、だから痛むのだって言ってました。私もその画像を見て、納得したんです」

確かに、「股関節痛」の患者さんの股関節には異変がある。しかし、実は骨と骨がぶつかっても、そのために痛みが起こるということはないのである。骨同士がぶつかるということは、歩いたり走ったりしたときの衝撃が骨に伝わり、それが全身に伝わるので良くないことではあるが、そのために「股関節痛」のような痛みが起こることはありえない。

では、なぜ「股関節痛」で受診した人の股関節は変形性股関節症や形成不全になっているのだろうか。それは、たまたまにすぎないのだろう。

要するに、変形性股関節症があっても臼蓋形成不全があっても「股関節痛」など感じないで普通に生活している人もたくさんいる、ということだ。

「股関節痛」という股関節に感じる痛みは、腸腰筋という下腹部深部の筋肉の慢性的な疲労が積み重なった人に起こる。歩くときに足を地面に着けば股関節が痛いように感じられるから、疑いもなく「股関節痛だ」と考える。友だちの誰それさんも親戚のあの人も「股関節痛」で悩んでいるから、私も同じ痛みに襲われたのだと考えてしまう。

やっかいなことに、このカン違いを医師もやっている。股関節が悪いから痛みが起こっていると思い込んでいるから（ほかの原因をまったく考えようともしないから）、レントゲン検査で関節の骨だけを見て、その結果だけで痛みの原因を判断しようとする。たまたま変形性股関節症と考えられる関節の変性が確認できれば、それが「股関節痛」の原因だと、なかば自動的に診断をくだしてしまうのだ。

40代50代ともなれば、股関節が多少変形しているのは普通のことである。しかし、それは痛みの原因ではまったくない。なぜなら、神経がない股関節は痛くなりようがないからだ。「股関節痛」と思われていた痛みの原因は腸腰筋にあるのだから、腸腰筋のコンディションが良くなれば、その痛みもゼロになるわけである。

整形外科医は腸腰筋の「筋肉痛」に対して、たまたま見つかった股関節の病名を付け、まだまだ使える股関節を人工のものに取り換えなさいと勧めるのである。

患者さんは、たまったものではない。実際に人工股関節にしてしまった患者さんが、手術後も「股関節痛」が良くならず当院に来ることもあるが、手術のせいでもう生涯、正しいバランスで歩くことができなくなっている。私は気の毒でならない。

もう一度言うが、「股関節痛」と呼ばれている痛みの原因は股関節にあるわけではなく、腸腰筋という筋肉に存在しているのである。その痛みを解消するために、たくさんの患者さんが、自分の取らなくてもいい股関節を切り取って人工股関節に入れ換える大手術を受けてしまっている。それで、人生の最後に、しなくてもよい困難を背負わされている。それが現状なのである。

「事実」にもとづいた人工股関節不要論

このような話をしてすぐに理解してくれるのは、私の著書を読んで来院した患者さんたちである。実際に当院で腸腰筋の調整を受け、「股関節痛」の慢性的な痛みから解放されていった患者さんたちである。

私は当院を始めてから6000人くらいの患者さんを診ているが、そのうち1000人くらいは「股関節痛」の患者さんである。「股関節手術は必要なし」という内容の本を10年も前から出しているので、ほかの治療院よりも「股関節痛」の患者さんはかなり多い。

そのうちのほとんどが、整形外科医に人工関節の手術を勧められ、自分でも痛くてガマンできなくて手術に同意しようと考えているが、最後の望みに賭けて来院する患者さんである。手術の日程が決まってから駆けつける患者さんも少なくない。

そうした「股関節痛」の患者さんはいずれも、2~3回の腸腰筋調整で痛みから解放される。重症の患者さんは時間を必要とすることもあるが、少なくとも手術などはまったく必要ない。結果として、手術の予定をキャンセルしたり、通院をやめたりする患者さんばかりである。

2~3回で良くなってしまった患者さんは、それからは自分でコントロールできるのか、もう来院されなくなる。だから、そのあとどうなったかは私にはわからない。しかし、みなさん喜んで帰っていかれる。そのような、当院の施術でいったん痛みがなくなった患者さんたちに再び「股関節痛」が起こったとき、当院に来ないでそのまま手術を受けてしまうということは、あまり考えられない。

私が知る限り、当院に来た1000人にものぼる「股関節痛」の患者さんは、そのすべてが手術などしないで十分に普通の生活を送っておられるのである。「この患者さんは残念ながら手術しか方法がなかった」というような例は皆無である。たった一つの例外もなく、「股関節痛」は腸腰筋の調整によって改善し、消えていく。

この「事実」が、私の「人工股関節手術不要論」の根拠である。その根拠が科学的ではないと判断されようが、批判されようが、事実は事実なのである。

症例

激痛だったが、人工股関節手術はせずに済んだ

●もう人工股関節手術しかないのか……
神奈川県横須賀市から来た篠原喜美子さん（仮名・60代）は、6年前から右の股関節が痛くなってきた。「股関節痛」と思って整形外科を受診すると「変形性股関節症」と診断された。医師は容赦なく、こう言った。

「変形性股関節症は年齢とともに進行します。それを食い止めることはできません。この

ままいけば、歩けなくなります。治療法は、人工股関節の手術しかありません。もう年齢的にも人工股関節にしておいたほうがよいと思われます」

喜美子さんは、自分の股関節を切り取って人工のものに取り換えるという大手術なのに、医師はずいぶん簡単に言うものだと思ったそうだ。喜美子さんが手術の決断に慎重になっていると、医師は首をかしげ、なぜすぐに同意しないのか不思議そうにしていたという。

「できれば手術をしないで治したい」という、患者さんがいちばん求めている方法をまったく探ろうともしないで、「股関節痛」で来院する患者さんはすべて自動的に人工関節置換術にもっていこうと考えているのかもしれない。喜美子さんは、そんなふうに感じたという。私自身も、毎日たくさんの患者さんに接している中で、患者さんのことを第一に考えるという、医師として当たり前の感覚が忘れられていることを常々感じていた。私は喜美子さんの疑問に「おかしいですよね」と一言、返した。

喜美子さんは懐疑心でいっぱいになって、ほかの整形外科でも診てもらった。しかし結果はやはり同じで、やはり解決策は手術しかないと言われたという。

2番目に行ったクリニックの医師は少し感じが良かったので、喜美子さんは定期的に通って状態をみることにした。一方で、病院の治療に限界も感じていたので、鍼灸や整体院など民間療法の先生も探し歩いた。

喜美子さんはもともと商社に勤めていて英語が堪能で、海外からも情報を集めた。そして台湾の治療家の先生を訪ねて行ったり、フィリピンまで治療に行ったこともあったという。台湾の先生には、定期的に診てもらっていたらしい。

しかしやはり症状の改善は思わしくなく、痛みは激痛に変わっていった。

「本当に、このまま歩けなくなるのかもしれない」

「この激痛から一日でも早く解放されたい」

そんな思いが募り、やはり手術しかないのか……と、悩んでいたという。

そんなとき、頼りにしていた台湾の先生が亡くなってしまった。途方に暮れていたときに私の本に出会い、一縷の望みに賭けて、姪御さんとともに来院されたのである。

●生活に困らない程度に痛みは消え、手術は回避できた

当院にやって来た喜美子さんは、杖をついて、かなり大きく跛行していた（「跛行」とは、片足をひきずるようなバランスの悪い歩き方）。痛い側の足に体重を乗せられないのである。長年の「股関節痛」によって、この歩き方が半ばクセのようになってしまっている。

その悪影響はあちこちに出ていた。

施術をスタートすると、やはり右の腸腰筋が緊張しているのが感じられる。腸腰筋が疲労して硬く縮んでしまっているために、脚の付け根の部分に強い痛みを起こしているのだ。しかし筋肉痛は、とにかく安静にして回復を待てば、関節を取り換えるなどというバカなことをしなくても治るものだ。このことを喜美子さんに伝えると、安心したように、硬い表情をようやく崩してくれた。

当院に来たとき、喜美子さんはかなり緊張していた。それくらい手術が怖かったのだろうし、自分の今後に絶望も感じていたのだろう。とんでもないことに、その患者さんの不安に対して「これは治らない、やがて歩けなくなる、手術しかない」と拍車をかけているのが整形外科医なのである。

お話をうかがった時間も含めて約1時間後、施術が終了したときには、喜美子さんの「股関節痛」はほとんどなくなっていた。当院では毎日のように起こっていることだが、長い期間にわたって悩み続けてきた患者さんには奇跡のように思えるのだろう。喜美子さんも姪御さんも感激して帰っていった。

喜美子さんはそれから、1～2週間に一度程度の割合で来院して施術を受けている。痛くなかった側に体重を乗せて歩くクセはなかなか治らないが、痛み自体は生活に困らない程度に改善されている。歩行バランスが悪いので杖を使っているが、あるときよほど調子がよかったのか、帰りに杖を忘れたことがあった。電話でそのことを連絡すると、杖を忘れてしまったことさえ気づいていなかったようである。

杖に頼りすぎてしまうのも、全身の骨格バランスを戻すためには良くないことである。不自然な歩き方（跛行）は骨格を崩し、体のあちこちに痛みを起こすし、内臓機能などにも悪影響を及ぼすからだ。

「股関節痛」が良くなってきたら、重力を自然に移動させる正しい歩き方を少しずつ身につけて杖とはサヨナラしていくことも大事になるだろう。

この喜美子さんのように、当院の施術で人工股関節を回避できた患者さんの例は、枚挙にいとまがないほどたくさんある。前に出版した本を読んで、日本全国から「股関節痛」に悩む患者さんが当院にやって来る。

みなさん、あまりにも簡単に改善して驚き、感動して帰るが、当院では当たり前のことなのである。

カナダ在住の女性が書いた「股関節痛」手記

２０１５年１月６日、50代の女性が来院された。外国の男性と結婚して現在はカナダに住んでおられる女性である。日本に里帰りした際に「股関節痛」で病院へ行き、股関節手術を勧められ、おかしいと思って当院に来院された。

簡単な手記を書いていただいたので、プロローグの最後に、そのまま紹介させていただこう。

「右の股関節、左の腿の付け根、膝などに痛みがありました。

テニスが好きで、それが高じて右膝を痛め、内視鏡で関節軟骨を滑らかにするという手術を受けました。また、椎間板ヘルニアを経験し、坐骨神経痛にかなり悩まされましたが、手術はせずになんとかやり過ごしました。いまも腰痛はありますが、それは仕方ないことだと思っています。

２０１４年の6月ごろから股関節が痛むようになり、1か月ほど運動をやめました。夏に日本に行きましたので、レントゲンを撮りましたら、痛くないほうの左の股関節が悪いと言われ、「これは最後には人工関節ですね。人工関節になっても、まあテニスは無理でも、ゴルフくらいなら十分に楽しめますよ」と言われました。

私は唐突に人工関節、手術などという言葉が出され、気持ちがガックリ来ていて、その場ではなかなか冷静には考えられませんでした。しかし、あとから考えても、痛いのは右なのにレントゲン検査の結果、左が悪いと言われ、しかも痛くもないのに人工関節の手術が必要だなどというお話に、納得がいきませんでした。

そしていろいろ調べているうちに、鶴田先生の本に出会いました。

私はまだ歩くことに不便があるわけではありませんから、先生にみていただいて、この痛みの原因が何かを教えていただけたらと思い、お電話をいたしました。

おかげさまで、先生方の1回の施術で痛みが取れました。

鶴田先生の本を読んで、その独特な施術法がどのようなものか、実際に体験するまでまったく想像もできませんでした。患者の側からしますと、先生は患部にただ手を置かれているだけのように感じますので、「なぜ痛みが取れるのか」ということが不思議でなりません。たくさんの患者さんから、そんな質問を受けられているのではないかと思います。

私は先生の独特の施術を受けた体験を、腰痛で困っている友人やマッサージに興味のある友人に話しました。近々、友人たちがお世話になるかもしれません。

先生のますますのご活躍で、たくさんの方が痛みから解放されますよう、お祈り申し上げます。今回はお世話になりました。本当にありがとうございました。」

第1章

「股関節痛」など存在しない

なぜ手術しても股関節の痛みは治らないのか？

「股関節痛」は腸腰筋への施術でよくなる。手術は必要ない

この世に「股関節痛」など存在しない。「股関節痛」と思っている痛みは、実は腸腰筋という筋肉が疲労して、硬くなって痛んでいるにすぎない。

膨大な数の現代人が悩んでいる腰痛も同様で、そのほとんどは腸腰筋の痛みなのである。膝の痛みさえも、腸腰筋が原因になっていることは少なくない。

私は十数年前にこのことに気づき、腸腰筋の疲労・緊張によって腰、股関節、膝などに起こるさまざまな痛みを「腸腰筋症候群」と名づけた。そして患者さんの腸腰筋の疲労やこわばりに対して「つるた療法」（手当て療法）を施すことによって回復の手助けを行い、それぞれの痛みの治療を現在まで行ってきた。その患者数は、いまや６０００人を越えている。

何千もの腰痛や「股関節痛」を腸腰筋の調整によって改善させてきた私にとって、それ

はれっきとした事実である。したがって腰痛も「股関節痛」も、まず手術など必要ない。特に「股関節痛」の場合は「必要ない」と言っても過言ではないと、私は考えている。なぜなら、腸腰筋への施術を行って腸腰筋の疲労が回復すれば「股関節痛」は解消してしまうからだ。きわめて単純なことである。

人工股関節手術は「医療過誤」ではないのか？

しかし、どれだけたくさんの患者さんが人工股関節の手術を受けてしまっていることだろう。

いま65歳以上の女性の5人に一人が「股関節痛」で悩んでいると言われているが、その患者さんたちが整形外科を受診すると、医師はたいてい「変形性股関節症」などと診断し、「いずれ歩けなくなるから手術が必要」と熱心に人工股関節置換術を勧める。

人工股関節システム販売のメーカーの出荷数のデータを見ると、２０１３年度に人工股関節置換術を受けた人は約５万３５００人。それ以前の5年間の累計は、約23万７７００件にも及ぶ。人工股関節の手術はそれまで10年間で約2倍に増え、これからも増加傾向が

人工股関節手術件数の推移

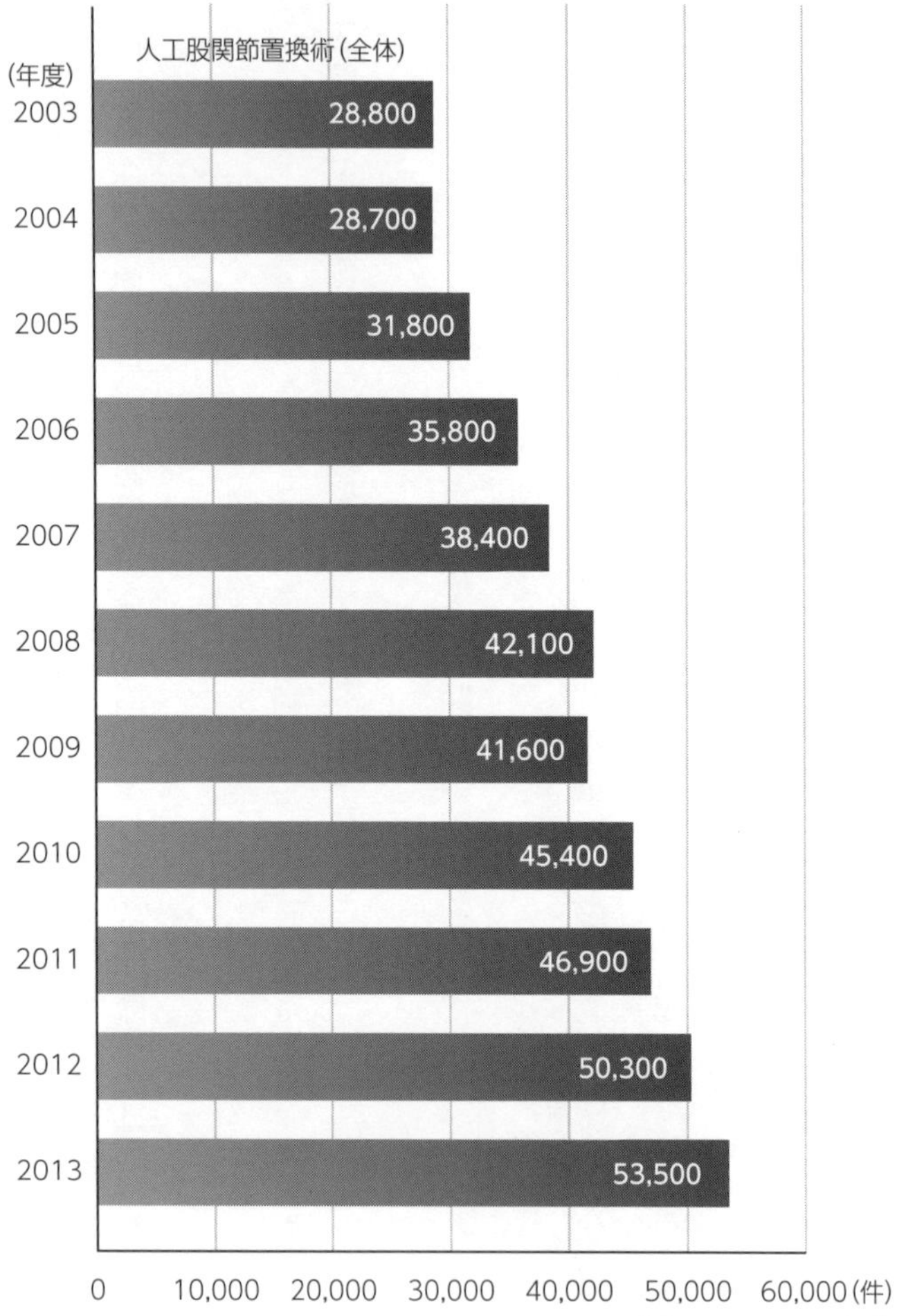

※メーカー出荷ユニットベースの概数

続くとみられているのだ。

医学的には「人工股関節が股関節痛の解決のための唯一の方法」ということになっているが、それは私の立場からすればすべて「医療過誤」なのである。本当は、毎年毎年5万人以上もの人が受ける必要のない大手術を受け、障害者にさせられている。これが私の偽らざる考えである。

もしも私の主張する腸腰筋症候群が科学的に証明され、これまでのすべての人工股関節手術が医療過誤と認められたら、とんでもないことになるだろう。日本ばかりか、アメリカをはじめ全世界が震撼する事態に発展するに違いない。それくらい莫大なお金が、人工関節手術では動いているのである。

ということは、そのような科学的な証明はなされるわけがない、ということなのかもしれない。腸腰筋症候群が明らかになると、それはとんでもない「不都合な真実」となる人が世の中にはたくさんいるからだ。だから、「股関節痛」の患者さんには申訳ないが人工股関節の手術を受けてもらうしかない、もういまさら人工股関節を見直すことなどできないのだからと、そういう考え方になる。

国（厚生労働省）も製薬会社も医学界も、人の健康を第一に考えるのが当たり前の存在であると思うが、現実は必ずしもそうではない。そのことをうかがわせる事実は、過去にも現在にもたくさん示されている。私たちは、それによる被害を受けないように、そういう現実があるということを理解しておかなければならないだろう。

「なんでもお医者さんの言うことなら正しい」と考えるのは、いまはとても危険なことなのである。

整形外科医は骨しか診ない

ただ、現場で頑張っている整形外科医のほとんどは、「股関節痛」に関する「不都合な真実」は理解していないのだろう。つまり腸腰筋症候群など思いも寄らないことで、必ずしも患者さんを騙そうとして股関節手術を勧めているわけではないに違いない。

しかし、整形外科医のほとんどは本気で患者さんの苦痛を除こうと考えているわけではなく、教えられたことしか実践しないように見える。だから、腰痛や「股関節痛」の原因が腸腰筋にあることなど想像すらしない。彼らは骨のことしか教わっていないし検査もできないから、痛みに対して筋肉の状態がどうかなど、もともとおかまいなしなのである。

整形外科医は骨しか診ない

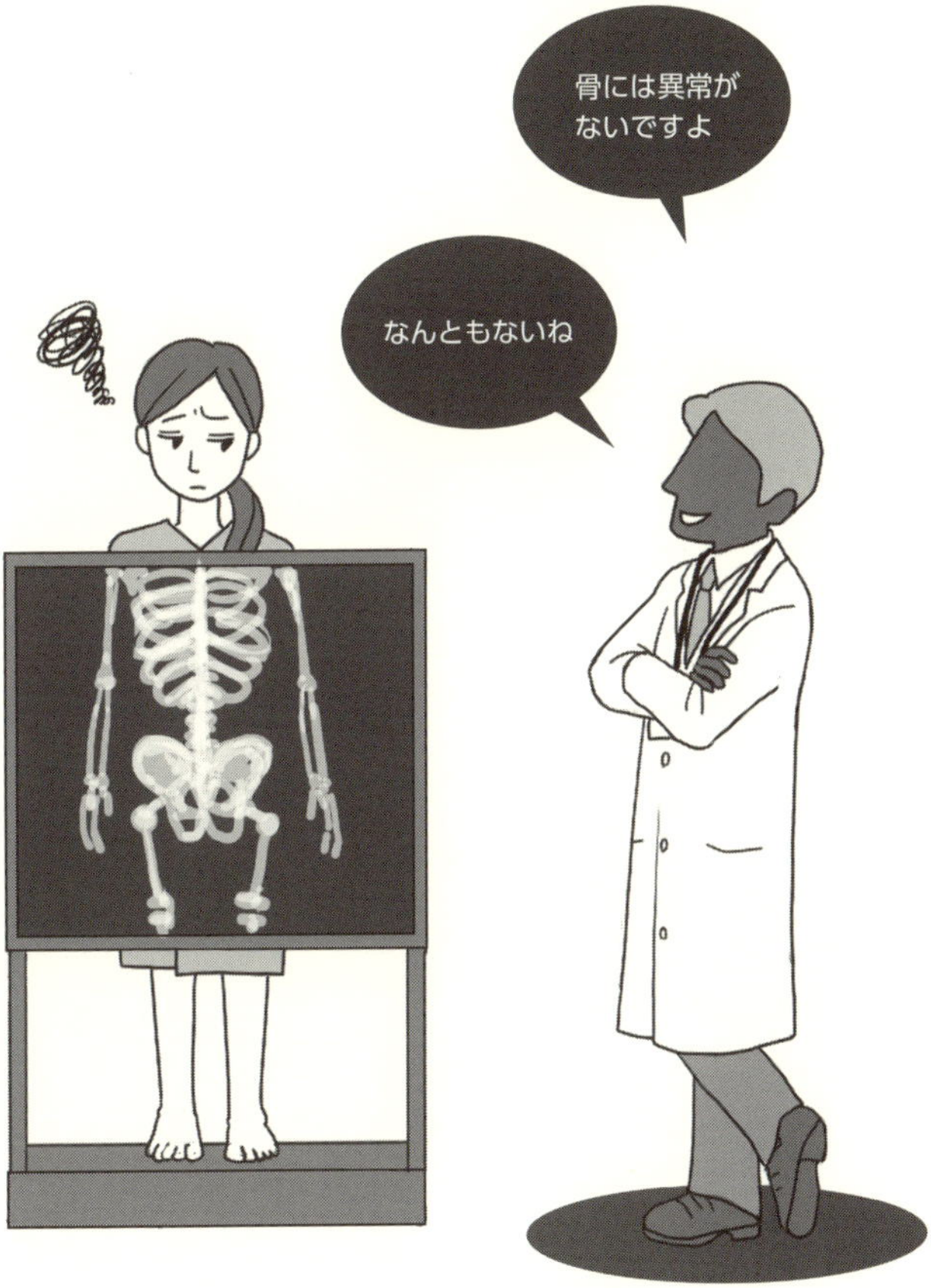

治療家は患者さんの体に触れた感覚などから筋肉の状態がわかるが、最近の医師は触診さえしない。そもそも腸腰筋などという深部の筋肉のことは患者さんも気づかない（訴えない）し、外から気配すら「見えない」ので、整形外科医は自分が考えるべき対象として考えてもいないのである。

まさか、それが腰痛や「股関節痛」の本当の原因で、その原因を解消すれば「股関節痛」は簡単に取れるということがいつまでたってもわからないのだ。

だから、私はいくら整形外科を受診しても痛みは治らないのだと思う。そして、そこで行われるその場しのぎの治療がかえって痛みの回復を妨げていることも、整形外科医にはわからない。彼らは「痛みは骨からではなく筋肉などの結合組織から発する」ということを無視しているから、その痛みを薬で強引に感じさせなくする、あるいは「手術」という乱暴な方法で対処するといったことしかできないのである。

特に人工股関節置換術は、そもそも原因を取り違えている滑稽なほど間抜けな大手術であるから、手術のあとも患者さんは痛みがなくならないケースがたくさんある。「痛いなら取ってしまえ」という野蛮な発想にのっとって言えば、取るべきものは腸腰筋なのである。そこを間違えているのだから話にならない。

当院にも、人工股関節にしたけれども痛みが治《おさ》まらないと言って来院する患者さんが少なくない。つい最近も、こんな患者さんがみえた。

症例
人工素材でできた股関節が、なぜ痛むのか？

藤田史人さん（仮名・50代）は神奈川県平塚市の方。4年前に右の股関節が痛くなり、病院で診てもらったところ「変形性股関節症」と診断され、人工股関節の手術を受けた。

しかし、50日間もの入院のあとで自宅に帰っても、「股関節痛」は消えなかった。その後も通院してマッサージやリハビリを受けていたが、痛みはむしろ少しずつ強くなってい
き、とうとう起き上がることもできなくなってしまった。

そんなときに口コミで当院を知り、来院されたのだ。

最初にお会いしたとき、藤田さんはとても憔悴した様子だった。狭い歩幅で跛行してよぼよぼと歩いている姿は、とても50代には見えない。「大変な手術を受けたのにまだ痛みが消えない」と、かなり落ち込んでおられた。

本人は「大腿骨の骨頭のあたりに痛みがある」と言う。しかし、その骨頭は人工関節な

人工股関節手術の例

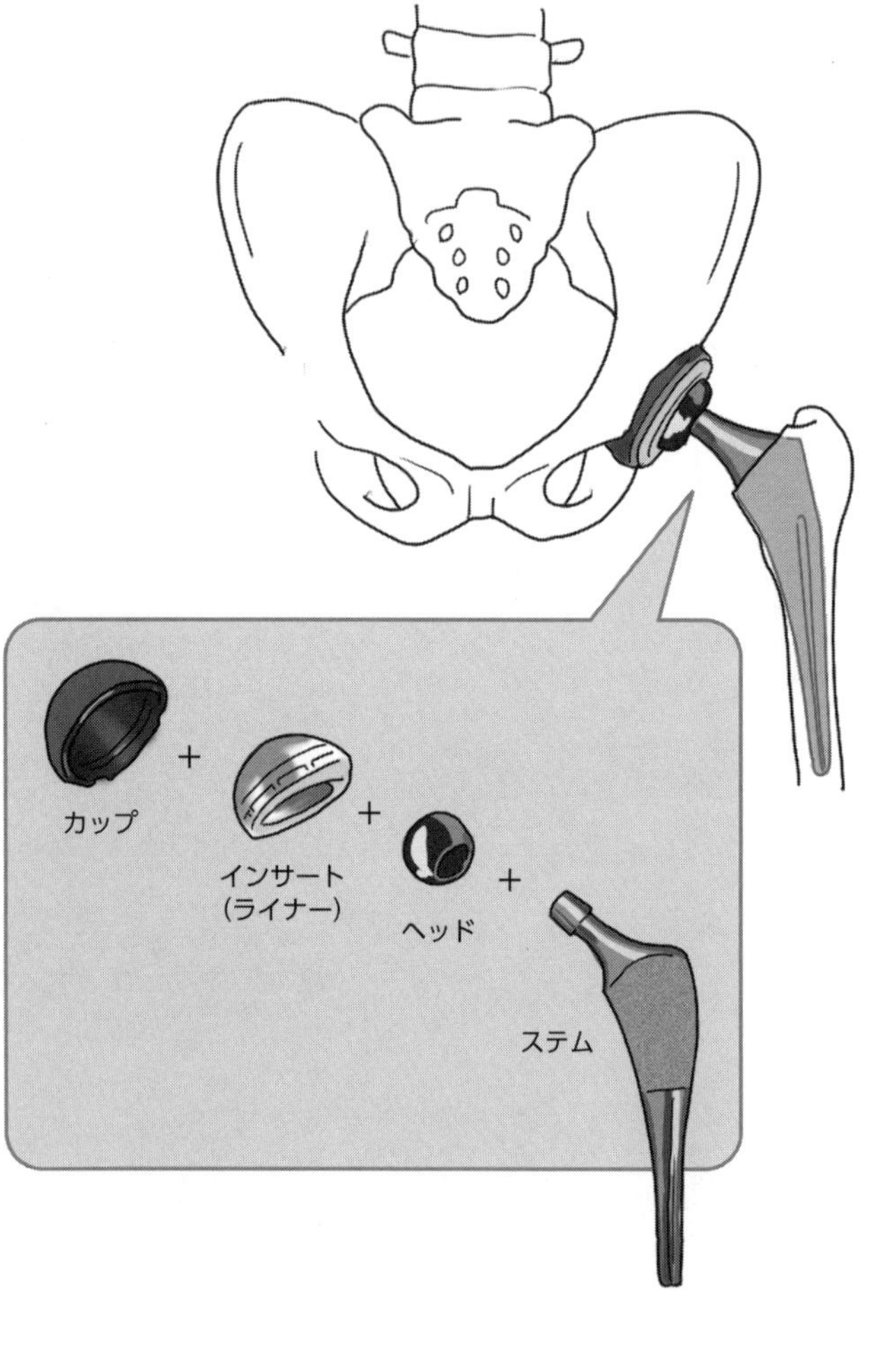

のである。高価な新素材が使われているのだろうが、モノはモノ。そこには血液も神経も通っていない。体に埋めた物体が痛むなどということはありえない。

しかし「間違いなく関節が痛い」と藤田さんは言うのである。

事故などで手や足の先を失ってしまったあと、そこにあるはずのない手や足が痛くなることがあるという。「幻肢痛」と言うが、痛んでいるはずの股関節を手術で切り取ってもまだ痛むのだろうか。

もちろん、どこかに間違いが存在しているのだ。そもそも痛んでいるのは股関節ではなく腸腰筋なのだから、痛くない股関節を切り取っても痛みがなくなるわけがない。当然と言えば当然である。

藤田さんは、手術後に熱心にリハビリを行っていた。それも、腸腰筋のこわばりを進めてしまったに違いない。

当院で1回目の施術を受けられたあと、藤田さんは少しほっとした表情になって「体が温かくなりました」と言っていた。腸腰筋への施術で痛みは少しずつ軽くなっていくが、跛行は手術の結果なので完全には治らないだろう。

バランスの崩れた歩き方は、どうしても足、膝、腰、首に無理な負担がかかる。少し長く歩けば、痛みが出てくるようになる。その歩き方を、藤田さんはもう一生続けなければならない。長期的には、全身的な健康にも悪影響が現れるかもしれない。藤田さんの「股関節痛」は当院で調整していくことで解決できても、手術による後遺症は完全に元通りになることはないのだ。

人工股関節の手術は、その後の患者さんの人生を大きく変えてしまう。どうか決断は慎重になっていただきたいと、願わずにはいられない。

症例

両脚の股関節を手術、50代で人工関節を勧められたが……

もう一人、紹介しよう。千葉県から来た堀田葉子さん（仮名・57歳）は、19歳のときに右の股関節を、23歳のときに左の股関節をそれぞれ手術している。若いので人工関節ではなく、骨盤の骨を切って調整する「骨切り術」だった。

まだ若いのに、なぜ手術をしてしまったのかと思うが、耐えられないくらいの痛みだったという。

病院の診断は、変形性股関節症だった。堀田さんは「赤ちゃんのころに股関節を脱臼していると親から聞きました」と主治医に言ってしまったそうだ。

昔の「おしめ」の時代は、交換するときに股関節をぐいっと広げられるため、知らないうちに亜脱臼を起こしている赤ちゃんが多く、それが変形性股関節症の原因になっていると、よく病院で言われることがある。堀田さんのように自分で「親から聞いた」と言えば、「待ってました」とばかりに「股関節痛」の原因に取り上げられてしまう。当院に来院する患者さんの中にも、同じようなケースはたくさん見られる。

その堀田さんが、4年前から再び股関節が痛みだした。診断はやはり変形性股関節症で、医師から「3年くらいあとで人工股関節の手術になるでしょう」と言われた。ほかの病院でも診てもらうと、そこの医師は「もう末期ですから、すぐに人工股関節の手術をしましょう」と勧めた。

しかし堀田さんは、もう手術は絶対にしたくない。若いときにやった二度の手術で、大変な思いをされたらしい。その後遺症は、現在も跛行として残っている。40年近くも、ずっとその苦しみに耐えてきたのである。

それだけではない。堀田さんには、人工股関節の手術を受けた友だちがいる。その人は、手術をしても股関節の痛みは取れず、手術を後悔しているという。実はその友だちという方が、人工股関節手術のあとで当院を訪れている。堀田さんはその友だちから私の本を教えてもらい、読んでから、当院に連絡してきたのである。

結局、堀田さんの「股関節痛」も腸腰筋症候群であり、当院で施術を受けて2～3回で痛みは治まった。立ち上がって歩き始めるときに少し痛みが出るというので、現在は1か月に1回ずつ来院して腸腰筋のコンディションを調整している。しかし、もちろん、人工股関節の手術などしなくても日常生活を送れているのである。

ただし、若いときに行った手術の代償として残っている跛行は、どうしても治らない。

安静にしていれば自然に治る「股関節痛」(実は腸腰筋の痛み)

原因を取り違えた人工股関節の手術であるが、手術後に痛みが治まった、軽くなったというケースもあるようだ。その理由は、おそらくこういうことだろう。

つまり、患者さんは手術のために入院し、手術後もそのままベッドで安静に過ごして傷の回復を待つことになるので、その長期的な安静期間によって、疲労して硬直していた腸腰筋が回復したのである。筋肉は回復するもので、回復すれば痛みもなくなる。

さほどの痛みがあるわけではない軽症の患者さんにも人工股関節の手術は行われているので、はじめから大して痛みはなかったというケースもあるだろう。あるいは、手術を宣告されてストレスを受けて痛みを感じていたが、手術が終わってそのストレスもなくなって痛みが消えただけ、ということもあるかもしれない。

いずれにしても股関節は痛みとは関係ないのだから、人工股関節にしたから痛みがなくなるということはありえない。「股関節痛」は腸腰筋症候群なので、ただゆっくり休むだけで治ることもあるのだ。ところが患者さんは「股関節が痛い」と信じ込んでいて筋肉痛だとは夢にも思っていないから、仕事も用事も趣味も休んで徹底的に休養しようとは考えない。そこに落とし穴があるように思う。

もちろん、長年の疲労が蓄積した腸腰筋の痛みは、ただ休養しただけでは普通は治らない。長年のうちに腸腰筋に積み重なった疲労のゴミは、そう簡単には取れない。自宅で、人工関節手術のために入院しているときと同じように、徹底的に休養できる人はいないということなのである。

腸腰筋はお腹の深いところにある筋肉だから、普通の人は意識さえしていない。存在すら知らない人がほとんどである。そのような筋肉の血液循環の流れを促して、疲労を急速に回復させていく方法は、現在のところ私の知る限り「つるた療法」しかない。

そういうことからも、「股関節痛」は本当の股関節が痛いとカン違いされやすい状況なのだろう。

誰も知らなかった腸腰筋症候群

筋肉らしくない、隠れた筋肉の痛み

「股関節痛」は、実は腸腰筋という下腹部の深いところを通っている筋肉が痛んでいるのである。それは骨とは、つまり股関節とはまったく関係のない痛みである。

では、腸腰筋とは、いったいどのような筋肉なのだろう。

骨に付いて関節を動かしている骨格筋は、たとえば腕の力こぶ、脚のふくらはぎのように、私たちが見て触れて理解できるものが多い。背筋や肩から背中にかけての僧帽筋など動きの少ない筋肉でも、教えられればば感覚的にわかりやすい。骨格筋のほとんどが皮膚組織のすぐ下にあって、皮膚を通して感じられるから、わかりやすいのだ。

ところが腸腰筋は例外で、「インナーマッスル」と言われるように、体の深い部分を通っている。腸腰筋というのは歩行はもちろん、立ったり座ったりという日常的な動作に欠かせない収縮をくり返している重要な筋肉なのだが、本人の想像もできないようなところにあるため、一般的にはほとんど知られていないのである。

腸腰筋という筋肉が自分の体に存在していることを知らず、意識もしていなければ、たとえそこが痛くなっても「腸腰筋が痛い」とはわからない。まして、歩いたときに（足を地面につけて重力をかけたときに）痛む「股関節痛」は、「股関節が痛くなっている」と信じて疑われないわけである。

「股関節痛」は、ものすごく痛い。しかし関節自体は、そのような激痛を起こすわけがないのである。一方、筋肉や人体というのは、疲労やダメージを受けて痛みが現れると、その痛みは激痛である。ただし、筋肉の痛みは疲労やダメージを回復することができれば簡単に治るものなのである。

主に右の下腹部に激痛が起こる「盲腸」という病気があるが、私はその中にも「実は腸腰筋が痛んでいただけ」というケースもあるのではないかと思っている。それはやはり腸腰筋症候群であり、お腹を開いて手術をしてもきれいな盲腸が取れるだけである。

幸か不幸か、盲腸は有用な働きはしていない臓器と考えられていて、それを切り取る手術も簡単なので、結果としては人工股関節の手術のような大きな問題にはなっていない。しかし、もしそういうケースもあるとしたら、やはり誤診なのである。

人間の「フィレ肉」、大腰筋

では、腸腰筋は体のどこを通っているのだろう。

腸腰筋は、「大腰筋」と「腸骨筋」が骨盤内で一緒になって、それが大腿骨の小転子につながったものである。

大腰筋の始まりは、背骨の胸椎12番から腰椎4番にかけてである。つまり、いちばん下の肋骨が付いている背骨から背骨四つ分下に行ったところまで、ということになる。かなり広範囲にわたっている筋肉である。

自分の大腰筋を想像することはとても難しいことだが、ほかの動物の大腰筋はよくスーパーでブロックになって売られている。肉の部位で言うと「フィレ」が、この大腰筋なのである。人間にもフィレがあるのだ。

大腰筋＋腸骨筋＝腸腰筋

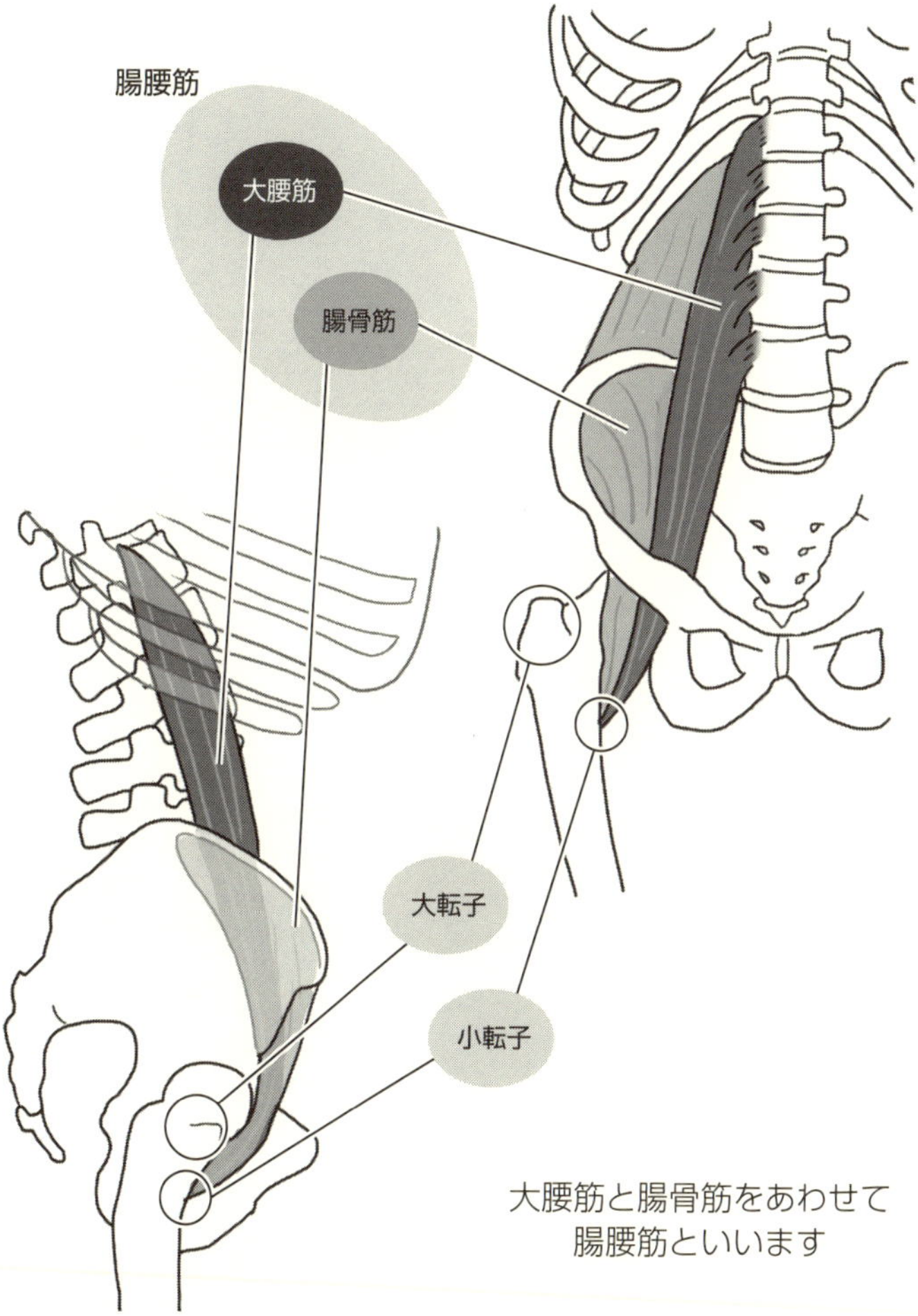

大腰筋と腸骨筋をあわせて
腸腰筋といいます

ヘソよりも少し上くらいの位置の背骨から始まる大腰筋は、腸の裏側を通って骨盤の内部に入り込んでいき、骨盤内で腸骨筋と合流している。

大腰筋が最終的に行き着く先は大腿骨である。だから、大腰筋が収縮すると股関節が曲がり、太股が上がる。つまり大腰筋は、歩いたり走ったりするとき、脚を上に引き上げるときに使われる筋肉なのである。またイスに座ってじっとしているときや、仰向けに寝ている姿勢から起き上がるようなときにも、気づかないうちに大腰筋がしっかりと収縮して役割を果たしている。きわめて日常的に使われている筋肉なのである。

最近は陸上などのスポーツで大腰筋の重要性が叫ばれている。インナーマッスルを鍛えることが成績の向上につながる、というわけである。

しかし、大腰筋の疲労は本人も気づきにくいためにオーバートレーニングに陥りやすい。それが直接的・間接的に、腰痛、「股関節痛」、恥骨痛など、さまざまなスポーツ障害の原因になっていると私は考えている。スポーツ選手も患者さんとして来院するが、症状はそれぞれ違っても原因は同じ腸腰筋症候群であることが多い。

大腰筋の組織は二層構造になっていて、その二つの組織の間には下肢を支配している神経が隠されている。したがって、大腰筋が疲労すると腰痛として痛みが感じられることがある。「股関節痛」も同様である。つまり腸腰筋症候群なのだ。ほとんどの人が「股関節が痛い」と思っているのは、実は腰痛の一種なのである、と言うこともできるだろう。

骨盤内部にひそむ「腸骨筋」とは

腸腰筋のもう一つの筋肉、骨盤内で大腰筋と合流する腸骨筋は、左右に出っ張っている骨盤の骨（腸骨）から始まっている。

この筋肉は、太股にある内転筋と協同して膝を内側に引きつける役割を果たしている。また、骨盤の角度を前傾させ、直立する姿勢をコントロールしている筋肉でもある。

つまり、腸骨筋が収縮して骨盤の角度が前傾すると、自然に腰椎が前方に出る形になる。すると胸椎は後方に、頸椎は前方に、背骨全体としてはゆるやかなS字状カーブができる。このカーブによって、直立し、さらに移動したときの重力がうまくまとめられ、体への負担を小さくしているのだ。

ところが、腸骨筋に疲労が蓄積してくると、骨盤の角度がうまく調整できなくなる。軽く反っていなければならない腰椎が後方に位置して腰が曲がり、背中も曲がり、頭が体の重心より前方に行ってしまう。それは、重い頭を釣り竿のように背骨で支える状態になるので、腰、背中、肩、首の脊椎に負担がかかる。それが腰痛、背中の痛み、肩や首の痛みにつながっていくわけである。

腰を丸めて猫背になって座っていると骨盤は縦に近い角度になってしまうが、これは腸骨筋が働いていない状態で、腰痛の原因になる。立っていても座っていても、お腹を突き出すようにして骨盤を前傾させ、背筋を伸ばすようにすれば、自然に姿勢は良くなる。そのとき、腸骨筋がしっかり働いているのである。

大腰筋と腸骨筋の疲労とこわばりは腰痛を引き起こし、また腸腰筋全体で大腿骨を強く引っ張ることになって「股関節痛」の原因になるのである。

症例　腰痛のあとで「股関節痛」が始まった

久野淑子さん（仮名・60代）は、東京都文京区から当院へ通院されている60代の女性である。30年前からヨガをやっておられる。10年前に腰痛と脚のしびれが起こって整形外科を受診したことがあり、そのときは「坐骨神経痛」と言われた。

その後、２０１４年の12月に再びひどい腰痛に見舞われた。なかなか良くならないので翌年1月になってから病院へ行くと、「脊柱管狭窄症」と診断された。

湿布と痛み止めの薬をもらって安静にしていると、なんとか生活できる程度に良くなった。ところが、痛みもなく歩けるようになってホッとしたのも束の間で、今度は反対の右の股関節が痛むようになってきた。特に歩き始めが痛い。

主治医に相談すると、レントゲン検査が行われ、「臼蓋形成不全」と診断された。そして「これはもう良くはならない。人工股関節の手術を視野に入れておいてください」と、すぐに言われたそうだ。

久野さんの「股関節痛」は、どんどんひどくなっていった。その間、医師からくり返し「手術しか治療方法はない」と言われ、とうとう手術を決断してしまったのである。

久野さんは「手術を受けるなら絶対に成功してもらわないと困る。日本一の名医に執刀してもらいたい」と考え、人工股関節置換術の上手な病院を探すために書店へ行ったという。そのとき、私の本を見つけたのだそうだ。

パラパラと読み進むうちに久野さんは没頭してしまい、はっと気がついてレジに向かって購入した。「帰ってむさぼるように読みました」と言っていた。

1回目の来院時、久野さんは杖をついていた。痛みは強く、「階段を上がるのは、痛くないほうで一歩ずつです」と言っていた。施術を行うと、やはり腸腰筋症候群である。整形外科では骨しか調べないから、腸腰筋が疲労しているなどということはわからない。

2回目のとき、施術が終わって、その場で「痛くない、完全に消えました」と喜んでいた。信じられない、という感じだった。それからは杖を持たなくても歩けるようになったし、階段も普通に昇り降りができるようになったそうだ。

久野さんはとても感謝してくれて、そのお礼のつもりなのか、たくさんの友人知人に「手術しないで治った」と宣伝していただいたようである。「久野さんにうかがって」と連絡してくる患者さんが、数人来院された。このように、当院にやってくる患者さんは、ほとんどが本を読んでか、あるいは良くなった患者さんに紹介されてかのどちらかである。

症例

股関節がどこにあるか、わからない人が多い

●股関節に麻酔の注射を打たれた

神奈川県藤沢市在住の中本さん（仮名・41歳）はスポーツ好きの、とても美しい方である。

テニス、エアロビ、ランニングなど、若いころからいろいろなスポーツに親しんできたが、２０１４年5月ごろから股関節に強い痛みが出るようになった。

靴下が履けない、歩くと痛い、正座ができない。ときどき股関節が「ズキッとする感じがすることがある」という表現をしていた。引っかかる感じなのだろう。

整形外科を受診すると、股関節の形成不全と言われた。数か所の病院をまわってみて、最後には「股関節の名医」と言われる有名な先生にも診てもらった。その有名な先生が言うには「これからはすべての運動はやってはいけません。今後はもう、スポーツはできなくなります」ということだった。つまり「治りません」ということだ。

ただ、この医師は「痛みの部位が、関節の内にあるか外にあるか調べましょう」と言って、結果的には「関節内ではなく筋肉に問題がある」という診断を下したようだ。骨しか診ない、そしてとにかく骨切り術や人工股関節置換術の手術を勧める整形外科医の中では珍しいと思う。

そしてこの名医は「股関節に麻酔の注射をした」と中本さんは言うのである。

ところが、麻酔注射によって筋肉が緊張したのか、帰宅してからかえってひどい痛みが起こり、それが3日間も続いた。そして3日後には、もとの股関節の痛みだけが残ったという。何のための麻酔注射だったのだろうか。

●股関節は骨盤の外側にあるのに、なぜ痛いのか……

中本さんも、書店で私の本を見つけてすぐに予約を入れた。話を聞くと、麻酔の注射を打ったところは「股関節だった」と言う。「どのあたりですか?」と聞くと、「このあたり」と鼠蹊部付近を手でさすって示してくれた。ちょうど、腸腰筋の大腰筋と腸骨筋のつなぎ目あたりだ。

私が「それなら股関節に注射したわけじゃありませんね」と言うと、中本さんは「いいえ、股関節です」とかたくなに言い張る。おそらく医師に「股関節に痛み止めを打ちます」と言われたのだろう。

当院には「股関節痛」で来院する患者さんが多いが、ほとんどの人は股関節がどこにあるのかを理解していない。股関節は骨盤と大腿骨をつなげる関節だから、骨盤の外側にくっついているのである。ところが、痛い場所は外側ではなく内側である。腸腰筋が痛いのだから当たり前だが、患者さんはそこが股関節だと思っているのだ。

中本さんもそうだった。そこで「股関節はここではなく、こちら側ですよ」と伝えると、

痛みが出たところが患部です！

施術していくと、
本当に痛いのは「股関節」ではなく、
骨盤の内側の「腸腰筋」であることが
わかってくる

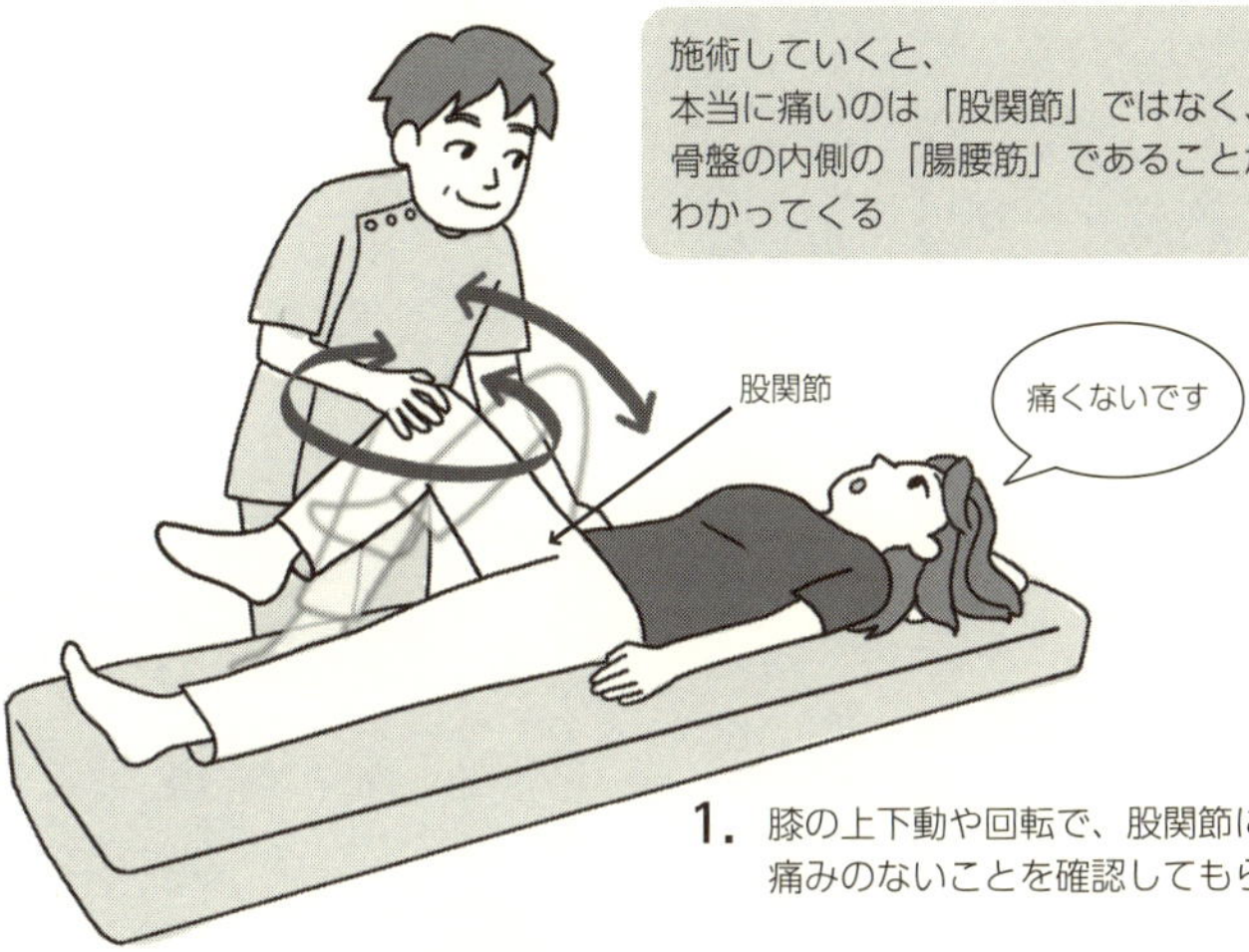

1. 膝の上下動や回転で、股関節に
痛みのないことを確認してもらう

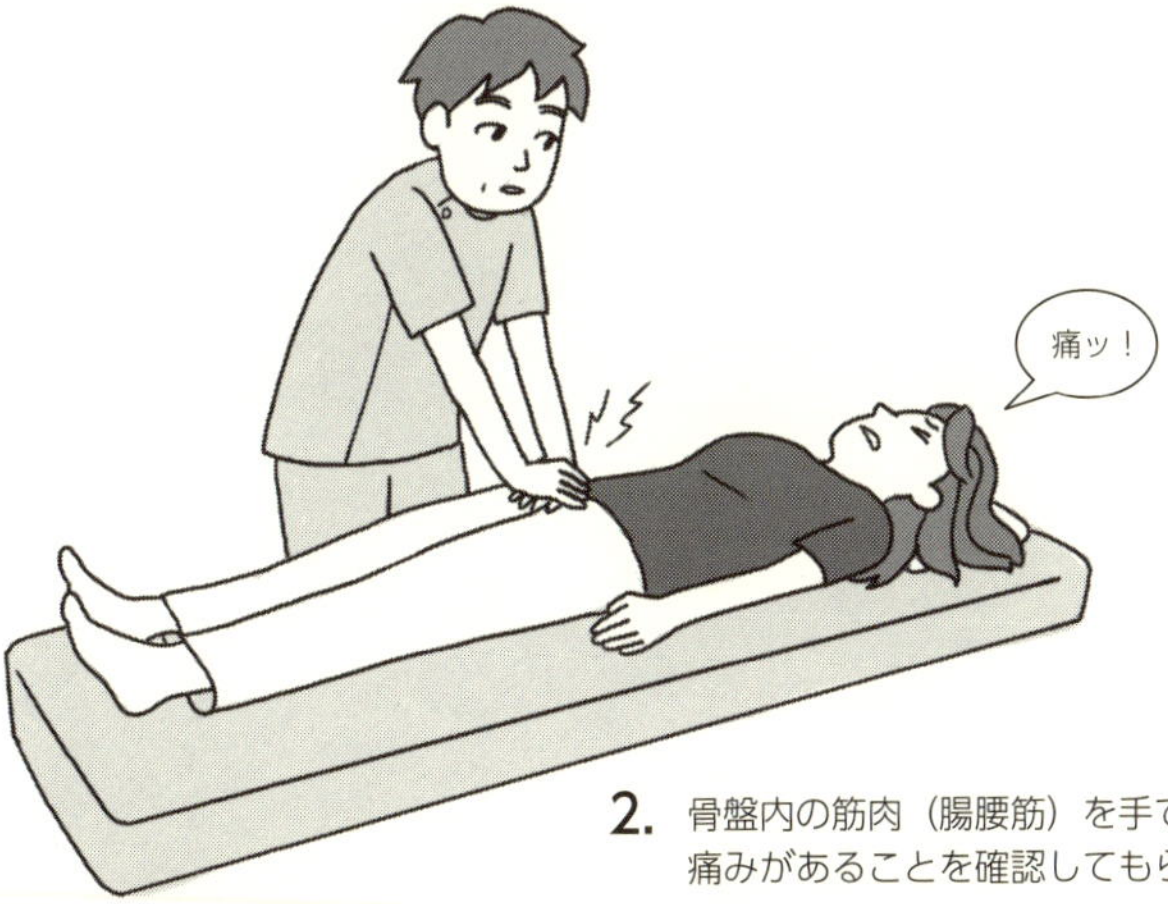

2. 骨盤内の筋肉（腸腰筋）を手で押さえ、
痛みがあることを確認してもらう

「そうなんですか!」と驚いていたが、図なども見せてきちんと説明するとようやく納得してくれた。

中本さんの「股関節痛」は、もちろん腸腰筋症候群だ。腰痛と同じようなものであって、痛む場所が股関節に感じられただけにすぎない。

腸腰筋という筋肉は深いところにあるから、疲労して硬くなってもほぐすことが難しいが、つるた療法なら深部の血流を良くすることができるので比較的簡単に痛みは取れる。

中本さんも1回の施術で痛みがかなり改善し、それから何度か通院していた。

●腰のコルセットで腸腰筋症候群が悪化?

ところが、話はそれで終わらない。あるとき、中本さんから急に予約キャンセルの電話が入った。電話口で「今日は内科の先生に診てもらってきます」と言う。夜中に、お腹が痛くなったというのである。

詳しく訊くと、どうやら整形外科の医師から勧められて腰痛ベルトをしていたらしい。

腰痛ベルトは、巻いた腰の部分の血流を悪くする。結果的には、その循環不良も腰痛をやわらげることに一役買うわけだが、次にベルトを取ったとき、せき止められていた血液やリンパが一気に流れ出す。せき止められていた痛みの物質も急に流れ出すので、そのときに痛みが起こることはよくある。

中本さんは、就寝前に腰痛ベルトを取って寝たそうだ。おそらくそのために夜中に痛みが現れ、中本さんはそれを腸の異変とカン違いしていたのである。

腸腰筋の痛みは盲腸と誤解されることもある。腸腰筋という筋肉の存在を誰も意識していないので、その痛みは自分が感覚的にわかる股関節、腰、内臓（腸）などの痛みとして感じられてしまうのである。

しかし、そのことを電話で中本さんに説明しても、わかってもらえない。「とりあえず内科へ行ってきます。腹痛が治ったら、またうかがいます」と言う。当院で施術を受けて、その痛みが股関節の痛みではないことは納得した中本さんだが、それでも医師への盲信は消えていなかったのだろうか。

その次に来院したときにうかがうと、やはり「腰痛ベルトをしなくなったら腹痛も起こらなくなった」と言っていた。

中本さんはいまも定期的に通院しているが、ひどかった「股関節痛」は、手術などしなくても治まっている。

変形性股関節症、臼蓋形成不全は確かに女性に多いが……

「股関節痛」は、男性よりも女性のほうが多い。それについて整形外科では「女性はもともと男性よりも股関節が浅く関節を支える筋力も弱いために、年齢を重ねたときに変形性股関節症を起こしやすい」というような説明をする。

特に、先天性股関節脱臼（生まれつき、あるいは赤ちゃんのころに股関節を脱臼していること）や先天性臼蓋形成不全（先天的に股関節の骨盤側の受け口（臼蓋）が浅く、大腿骨頭が十分に関節に収まっていない状態）があると、骨と骨の摩擦が部分的に強くなり、長年のあいだに軟骨がすり減って変形性股関節症をつくる、それが進行すると痛みが起こってくる、それが「股関節痛」である、というのである。

したがって診断名の「形成不全」も「変形性股関節症」も同じようなものと考えてよい。いずれにしても、関節がすり減って骨がぶつかって痛んでいるんですよ、ということが言いたいのである。

変形性股関節症は、その進行状態によって「前期」「初期」「進行期」「末期」の4段階で評価されるようだが、患者さんが股関節の痛みで受診するような状態であれば、医師はたいてい「進行期」か「末期」と言い、人工股関節の手術を勧める。いま現在はまだ様子を見ている段階であっても、いずれは確実に末期になって歩けなくなるからと、患者さんに因果を含めるような言い方をするのだ。

しかしくり返し述べているように「股関節痛」の原因は変形性股関節症ではなく腸腰筋の疲労なのだから、たとえ変形性股関節症が末期であると言われた患者さんでも、「股関節痛」は改善して以前と同じように普通に生活することができるようになる。

「股関節痛」が女性に多いのは、女性のほうが腸腰筋が細く、繊細にできているからだろう。それでも、歩行はもちろん、階段の昇り降りなど、腸腰筋を使う動きはとても日常的なもので男女に区別はない。そのため男性よりも女性のほうが腸腰筋の疲れがたまりやすく、その慢性疲労が積み重なって「股関節痛」として現れるのである。関節に見られる変形性股関節症の異変は、その痛みとはまた別の話である。

私は医師ではないので「変形性股関節症を治す必要はない」とは言わないが、患者さんとしては痛みのない生活が普通にできればそれで十分ではないだろうか。

変形性股関節症が進むと全身の健康が害され、寿命にも関わるというのであれば、手術をしてでも治しておくべきだろう。しかしそうではなく、変形性股関節症というのが程度の差はあれ誰にでも起こる老化の一つにすぎないなら、そして腸腰筋の調整によって「股関節痛」が改善するのなら、人工股関節に換えてまでも変形性股関節症を治す必要などまったくないだろう。当たり前の話である。

患者さんは医師の説明に驚き、まだまだ若いうちに歩けなくなってしまう自分の姿を想像して手術に同意してしまう。しかし、医師も人間であり、間違えることもある。それは仕方がないのだ。だから患者さんはもう一度考えて、慎重に自分で判断しても遅くないと思う。手術は、してしまったらおしまい。取り返しのつかないものだからである。

症例

毎日のパートの疲労が積み重なって……

神奈川県茅ヶ崎市の新田良子さん（仮名・50代）が最初に股関節に痛みを感じるようになったのは、20年も前のことだった。しかし痛むのは朝起きて歩き始めたとき、ずっと座っていて歩き始めたときなどで、その痛みはいつもしばらくすれば少しずつ消えていった。だから、特に気にもせず病院へ行くこともなかったという。

ところが10年くらい前、ちょっとしたストレスとなる出来事があって、そのころから股関節の痛みは強くなっていった。最近は痛みが何日も消えなくなったので整形外科を受診したそうだ。

診断は「変形性股関節症」。子どものころに左右の股関節を脱臼したことがある、ということを母から聞いたと、新田さんは問診で話したらしい。医師からは「関節の骨盤側の受けが浅いから悪化しやすい」とか「骨がスカスカになっている」というようなことを言われたそうだ。あとはお決まりの「これからは悪化するだけだから、最終的には人工関節しか道はありません」だった。

新田さんは口コミで当院のことを聞き、来院した。

体に触れてみると、右の腸腰筋がガチガチに固まっているのがわかった。右の股関節の可動域がかなり小さくなっていて、右足をひきずるように歩く。筋肉もかなり落ちてしまって、右の腰から大腿にかけての筋肉バランスが崩れていた。

もともと新田さんはホームセンターで商品管理の仕事を続けていて、いつも階段を忙しく昇ったり降りたりしていたらしい。そういう毎日の積み重ねで、腸腰筋が疲労していたのだろう。

新田さんも手術を回避して、問題なく生活ができるようになった。「先生のところで施術を受けると1週間はもつ（痛みが出ない）」と言っている。「仕事をやめれば完全に治るのかな」とも言っていたが、当院に通いながら仕事は続けられている。

第2章

整形外科医は、患者さんの立場も考えるべきだ

整形外科医は人工関節のセールスマン？

症例

「人工股関節の手術、60歳なら適齢期です」!?

●整形外科医は人工関節のセールスマンか

田代春江さん（仮名・60歳）は、三重県から「股関節痛」で来院した。

股関節が痛み出したのは3年前だった。その当時はまだ痛みは軽いもので、痛みに気づいたのも周囲から「歩き方がおかしくなった」と言われてからだったという。強い痛みではなかったが、それでも歩くときに無意識にかばっていたのだろう。

その痛みも、出ては消え出ては消えだったので、病院へも行かなかったそうだ。

しかし、最近になって痛みが強くなってきた。ある日、とうとう強い痛みで歩けなくなってしまい、驚いて整形外科に駆け込んだのだという。

診察が行われ、レントゲン検査の結果、「変形性股関節症」と診断された。医師からは「悪い方向へどんどん行ってますから、人工股関節の手術を決断されたほうがいいでしょう」と言われた。そして「年齢的にも60歳ですからね、人工関節手術の適齢期ですよ」と付け加えたというのである。

このセリフが健康器具か何かのセールストークのように聞こえるのは、私だけだろうか。本人の田代さんも、当院に来たときに「あの先生は最初っから人工関節の手術しか考えてなかったと思う」と不信感をあらわにしていた。

それにしても田代さんは、最初に「人工股関節手術の適齢期です」と言われたときはショックで考え込んでしまったという。何よりも歩くときに痛くて仕方なかったし、ご主人や親戚からも「歩けなくなってもいいのか」と手術を勧められた。

周囲は、医師と同じように、比較的簡単に手術を勧めるものである。しかし、いちばん真剣に考えるのはやはり本人である。

田代さんは書店へ行き、いろいろな本を見ては悩み、また翌日も同じような本を立ち読みしては悩み、帰るという日が続いたという。そんなときに私の本を見つけ、「手術なしで股関節の痛みは消える!」というタイトルに惹かれて購入した。読み終わった田代さんは初めて「手術をしなくても大丈夫かもしれない」という希望を持つことができ、すぐに当院に予約の電話をかけたのだ。

●施術後は体が温かくなり、痛みがなくなっていた

最初に来院されたとき、初めて田代さんの体に触れて、すぐに腸腰筋症候群だということがわかった。みんなそうなのである。

施術を進めていくと、やがて田代さんの口から声が漏れはじめた。最初は遠慮がちだったが、そのうち「イタタタタ……」とはっきり声に出た。

「つるた療法」の手当ての施術を行うと、腸腰筋の内部に急激に血液が流れ込む。それによって筋肉内にたまった疲労物質（痛みの物質）が流れ出す。その際、痛みが出ることがあるが、それは、簡単に言えば治る徴候なのである。腸腰筋に施術を行ったときにこのような痛みが現れれば、まさに腸腰筋症候群によって脚の付け根あたりが疲労しているということがはっきりするのである。

施術後、田代さんは「体がカッカしています」と言って額の汗を拭いた。「ちょっと歩いてみてください」と歩いてもらうと、股関節の痛み（実は腸腰筋の痛み）はそれだけで完全になくなっていた。

田代さんは奇跡が起こったように驚き、喜んでいたが、私にとっては毎日のように見ている光景で特に珍しいことではない。それくらい「股関節痛は腸腰筋の痛み」ということ

が、当院では常識化しているのである。

●帰って孫とサッカー遊びをしたら痛みが再発

２回目に来院したとき、田代さんは杖をついていたが、痛みはほとんどなかった。ただし、杖がないと少し跛行する（足をひきずるような歩き方）。痛みがあったときの歩き方がクセになっているのだ。完全に痛みが消えたことを実感し、股関節の痛みのことを忘れたころになれば、跛行も治っていくだろう。

私はそんなふうに考えていたが、３回目に来院したとき、田代さんの痛みは悪化していた。私が「何かしませんでしたか?」と聞くと、「小学校3年生の孫とサッカー遊びをするんで、それがいけなかった」と言う。「それは無理だよ」と私は笑うしかない。

「股関節痛」の痛み自体は、１回の施術で改善することは珍しくない。かなり強い痛みでも、施術後に消えていることもある。しつこい痛みが治ったものだから患者さんはびっくり仰天して、大喜びで帰るが、それでもう「股関節痛とはおさらば」とは、残念ながらいかない。

長年のあいだに腸腰筋にたまった疲労物質（＝痛み物質）は、たった1回の施術ですべてなくなってしまうわけではない。何年もかけて少しずつためてきた疲労物質だから、それを解消するのも時間がかかるのが当然である。

だから施術によって一時的に痛みが消えても、患者さんは自分自身の生活を省みて、腸腰筋をいたわる生活をしばらく続ける必要がある。痛みから解放された嬉しさからついつい無理をしてしまい、再びイヤな痛みが出てきて、ガッカリして来院する患者さんはとても多いのである。私はこう言った。

「痛いときは苦しかったでしょう。人工股関節の手術を宣告されたときは、どんな思いでした？　そのときのことを思い出して大事にしなければね」

田代さんは「かしこまりました」と神妙にお辞儀しておられた。

田代さんは三重県在住で茅ヶ崎まで通院するのは大変なので、その後は京都にある「つるた療法」の分院『湘南スポーツ整体院・京都』へ通院することになった。経過は順調で、整形外科に通わなくても痛みはほとんどなくなっているようである。

医師に不安を大きくさせられ、痛みを大きくしている患者さんたち

「股関節痛」で当院に駆けつける患者さんは、みな「なんとか助けてほしい」という強い願いをもって来院される。最初の問診は真剣そのもので、こちらも身が引き締まるくらいである。

それはそうだろう。50代60代で、まだまだ充実した生活を送っている年代なのに、股関節の痛みによってそれが失われてしまうかもしれない、そのために人工股関節という大変な手術を受けなければならない。将来設計がまったく違うものになってしまうかもしれないのである。

しかし、当院にやって来る前に受診した医師からの言葉は、そうした患者さんたちの深刻な思いをあまりにも無視しているように思えてならない。先ほど田代さんのケースで見たように、「原因は変形性股関節症であり、これは絶対に自然治癒はしない。最終的な治療法は人工股関節の手術だけであるから、すぐにでも手術を受けたほうがいい（いずれ手術を受けなければならなくなる）」と、医師側の論理だけを患者さんにどんどん押しつけ

てくるのだ。

そしてさらに、手術に否定的な患者さんに対しては、半ば腹立ちまぎれに「なぜ同意しないのか」と圧力をかけるような言葉を並べる。

「年を取って、それによって変形性股関節症になって『股関節痛』を起こしているのだから、人工股関節にするしか方法はない」

医師は、それだけしか考えないのだ。「股関節痛」については自分たちがいちばんわかっている専門家なのだと思い込み、人工股関節の手術を受けることがベストの選択だと、それしか考えないのだ。

百歩譲って、診断と治療法を間違えてしまっているのは仕方ないとしても、それ以前に患者さんの気持ちを考えようとも理解しようともしない診察態度（および言葉）は、医師として失格ではないかと思う。

そうした整形外科医の対応が患者さんに大きなストレスを与え、患者さんの痛みをよけいに強くしている。それは間違いないと思う。そのひどくなった痛みのために、泣く泣く手術に同意してしまう患者さんも多いのだ。気の毒なのはいつも患者さんなのである。

症例

患者さんの気持ちを考えず、人工股関節ばかり勧める医師

●「今度は反対側を人工股関節にしましょう」

神奈川県茅ヶ崎市の古屋聡美さん（仮名・50歳）は、ゴルフのプレイ中に突然右の股関節が痛くなって歩けなくなり、翌日近所の整形外科に駆け込んだ。２０１２年のゴールデンウィーク明けのことである。

レントゲン検査の結果、股関節の「臼蓋形成不全」と診断され、湿布と痛み止めの薬が出された。古屋さんは、リハビリのために通院することになった。

ところが、通院しているうちに反対の左の股関節も痛くなってきた。そのことを医師に相談すると、医師は何を思ったか「ではまずは左からやっちゃいましょう」と、あとから痛くなった左側の人工股関節置換術を勧めたのだそうだ。

そのときまだ私の本を読んでいなかった古屋さんは、医師の言葉に何の疑問も持たず、9月になって手術を受けてしまった。

ところが、手術のあとが大変だった。脚がパンパンに腫れ、2か月後にようやく退院で

きても、股関節の可動域が狭くなって正常に歩けなくなった。

ほかにもいろいろ大変な思いをされたらしいが、結果はどうかと言えば、もともとの「股関節痛」がなくなったわけではなかった。手術の傷口が回復していくほどに手術を後悔する気持ちがどんどん高まっていったと、古屋さんは悔しそうに語った。

そして1年後、古屋さんが「もう二度と手術なんてしたくない」と思っているところに、医師は「では今度は右の股関節をやりましょう」と、再び人工股関節の手術の話をしはじめたのである。

このとき古屋さんがもともと痛かった右の「股関節痛」はさほどでもなく、むしろ右の膝が痛くなっていたのだという。おそらく、左の人工股関節の手術によって歩き方のバランスが崩れたために膝が痛くなっていたのだろう。しかし医師は「この右膝の痛みは右の股関節から来ているものだから、もうこちらも手術で人工関節に換えてしまいましょう」と言うのである。

古屋さんが手術後に大変な思いをしていることは、医師も知らないわけがない。だが、そんなことはまったくおかまいなしなのである。

左股関節の手術で大変な思いをした古屋さんは、もちろん断った。

そのころ、たまたま乗ったタクシーの運転手から当院の噂を聞いた。股関節の手術をしなくても痛みが取れるということで、当院には全国から患者さんが来ている。そのことを、患者さんを乗せるタクシーの運転手さんはよく知っているのである。古屋さんは、さっそく予約の連絡をしてきた。

●人工股関節手術を受けたことを後悔……

何度かの通院で、古屋さんの右の「股関節痛」と膝の痛みは消えていった。しかし、手術を受けた左の股関節の状態は、いくら施術をしてもなかなか改善していかない。

整形外科へは現在も通院しているそうだが、手術をした左側は「脚を高く上げたり横に振るような動きはしてはいけない」と厳しく言われているそうだ。人工関節を入れた股関節が故障してしまうからなのだろう。

いま古屋さんは、安易に手術を受けてしまったことを後悔している。

施術のたびに私からいろいろな説明を聞いたこともあって、古屋さんにはある疑問が残っているようだ。あるとき「あの痛みはストレスのせいだったのかもしれない」と彼女はつぶやいた。その当時、大きなストレスになる出来事があったのだそうだ。私も、その可能性は高いと思った。

それでも「股関節から来る痛みだ」と医師から言われれば、ほとんどの人は信じ込んでしまう。手術しか方法がなく、放置すれば歩けなくなると言われれば、痛みの苦しさとあいまって手術を決断してしまうのも当たり前かもしれない。

医師は、もう少し患者さんの気持ちを考えてほしいと思う。

症例 腰痛だと思っていたら、変形性股関節症？

京都在住の小島千賀子さん（仮名）は、現在60代の女性。4年前から腰痛が起こり、ときどき痛むようになっていた。ただし、いつも大したことはなく、数日気をつけていれば痛みは引いていった。ところが今度の痛みは経験したことがないほど強く、台所に5分も立っていられないほどだった。それで、整形外科を受診した。

レントゲン検査が行われ、その画像を見ながら、医師は思いがけないことを言った。

「ひどい変形性股関節症ですね」

小島さんはわけがわからず「腰が痛いのに、ここが悪いんですか」と訊ねると、医師はその質問には答えず、「変形性股関節症は進行しますから、このままだと手術しないと歩けなくなってしまいます」と説明したという。

痛み止めの薬が処方され、数日して腰痛はようやく軽くなってきた。しかし医師の言葉が気になったので、小島さんは指示どおりリハビリのために通院した。ところが、それから半年くらい経過すると、本当に右の脚の付け根が痛くなってきたのである。

医師は「ぼちぼち手術を考えましょう。悪くなる一方ですからね。ほかに選択肢はありませんから」と、もう人工股関節にすることが決まっているかのように言ったという。

そしてさらに「年齢的にみても、なるべく早く人工股関節にしておいたほうがいいですから」と付け加えた。「待ってました」ということなのだろうか。

小島さんは、このままだとなし崩しに手術することになってしまうかも、という恐怖を感じ、通院をやめたそうだ。

小島さんが人工股関節の手術はしたくないと強く考えていたのは、身内に経験者がいたからだ。叔母が股関節が痛くなって人工股関節の手術を受けたが、手術後に痛みが取れないどころか、よけいに痛くなって大変な思いをしているというのだ。

小島さんは、ある人から私の本を読んでみるように勧められた。そして一読して「もしかしたら」と思い、来院したのである。

小島さんの跛行はかなりひどくなっていて、杖にすがりながら必死に歩いている感じだった。脚が上がらないので一苦労の様子だったが、それでも京都から日帰りで茅ヶ崎の当院までやって来た。初回の施術で効果の手応えをつかんだ小島さんは、月に2回ずつ通っていた。

最近では、疲れたときなどに右の「股関節」に少し痛みが出るが、ふだんはまったく気にせず杖なしで普通に歩けるようになっている。生活での支障は、ほとんどなくなった。

小島さんは「ご縁をいただいて、ここへ来られて本当によかった」と言ってくれた。

現在は京都の分院『湘南スポーツ整体院・京都』へ通っており、調子も良いようだ。

症例 右股関節が痛くて受診したのに、「左の股関節を手術しましょう」?

千葉県から来院された浜野元子さん(仮名・39歳)は、5年前に右の「股関節痛」が始まって整形外科を受診した。診断は「臼蓋形成不全」。「もう後期の症状ですから、近いうちに手術を考えましょう」と言われたという。

手術というのは、人工股関節置換術である。若い人はお年寄りよりも活動範囲が広いので、それだけ入れ換えた人工股関節の耐久期間も短くなる。10年くらいを目処に再手術を考えなければいけないらしい。主治医は「若いころは10年おきに再手術が必要になります。生涯で3回か4回です」と浜野さんに説明したという。

浜野さんは納得できず、ほかの整形外科でも診てもらった。しかし、言われた内容はあまり変わらなかった。

何としても手術はしたくないと考えた浜野さんは、大きな病院で精密検査を受けようと考えた。ところが、極めつけがその大きな病院の整形外科医で、その医師は「悪いのは右じゃありません、左です。かなりひどくなっているから、これはもう手術しかありません」と、まったく痛みもない側の股関節を「手術しなさい」と言ったのである。

混乱した浜野さんは、さらに2か所の病院で診てもらった。すると、一か所では右が悪い、もう一か所では左が悪いと言われた。まとめてみると、五つの病院の診断は「右が悪い」が3か所、「左が悪い」が2か所。冗談のような話であるが、浜野さんの実際の体験である。

病院がいよいよ信用できなくなって、浜野さんは民間療法的な治療院の情報を探しはじ

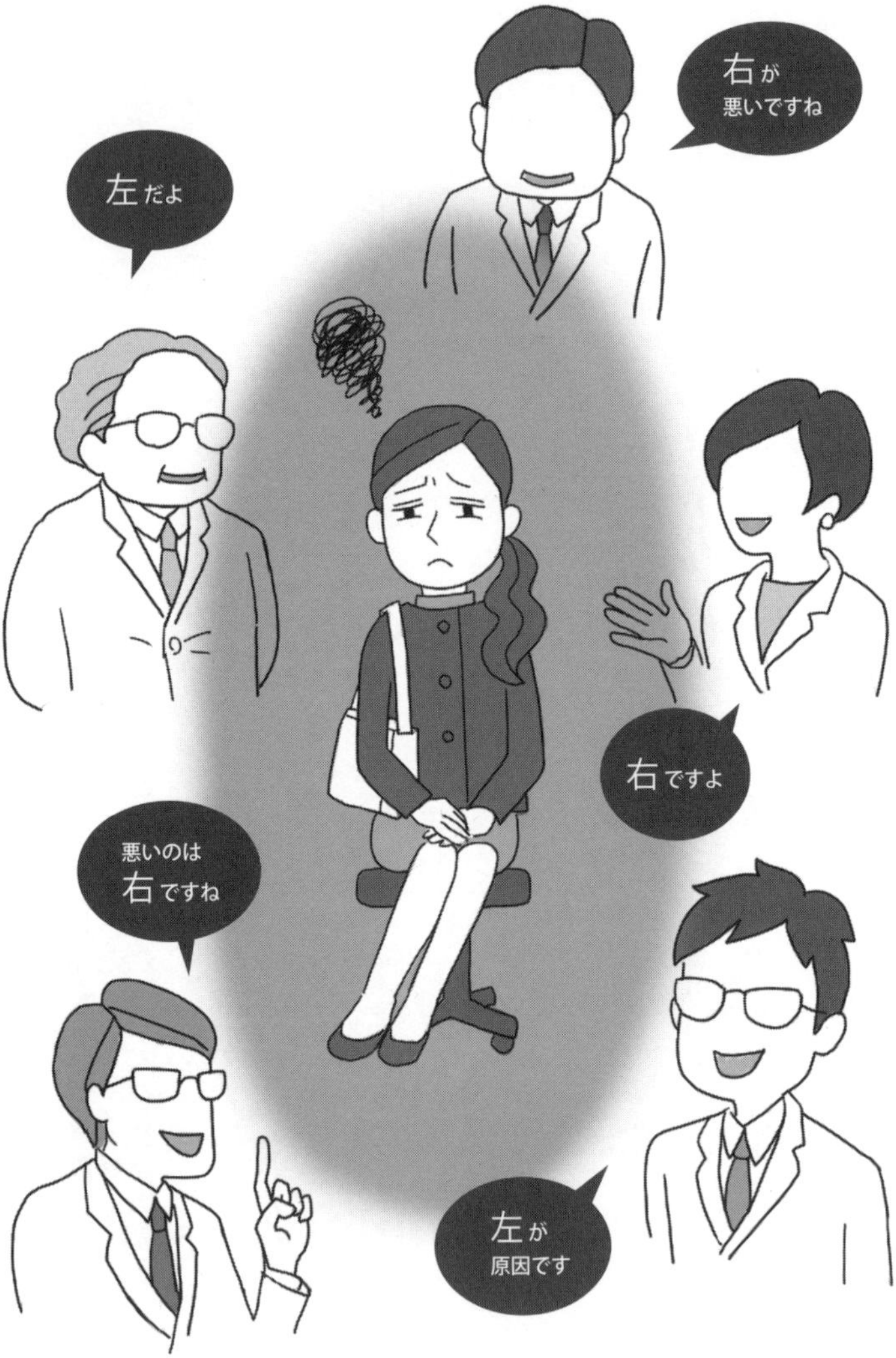
右が
悪いですね
左だよ
右ですよ
悪いのは
右ですね
左が
原因です

めた。それで私の本に行き当たったようである。

浜野さんは当院で施術を受けてから調子が良く、病院通いはやめた。当院への通院はもう1年近くになるが、現在は右の「股関節痛」は特に問題ない。「無理すると痛むことがあるが、すぐに良くなる。日常生活はまったく問題ない」と言っている。もちろん、右も左も手術はしていない。

病院の厳しいリハビリで「股関節痛」を悪化させることもある

柔軟性のある筋肉を維持することが大事

痛みは、骨から発生することはない。つまり、変形性股関節症が進行したから股関節が痛くなったということはありえないのである。

たくさんの人が困っている「痛み」は、ほとんどが慢性的な痛みである。では、慢性的な痛みは何かというと、それは筋肉に毎日少しずつたまっていく疲労の積み重ねである。蓄積された疲労物質こそ、痛みの始まりなのだ。

疲労物質がたまってくると痛みにつながるが、その前に筋肉にはある変化が起こってくる。柔軟だった筋肉組織は、疲労がたまることによって弾力性がなくなり硬くなっていくのだ。これは注意しなければいけない徴候なのだが、いかに健康に関心がある人でも、自分の筋肉の状態にそこまで関心を持つ人は少ないのである。

筋肉は伸び縮みして骨格を動かす役割があるわけだから、柔軟性が命である。もともと柔軟性のある筋肉を持っている人は関節を大きく動かすことができるので、スポーツが得意で、疲労にも強い。

私はプロサーファーの脇祐史さんの体を触ったことがあるが、驚くほど軟らかく、弾力性があった。いつも患者さんの硬い体を触っている私はびっくり仰天したものである。

あるいは、プロテニスプレーヤーの錦織圭選手はお会いしたことはないが、テレビで見ていて「これはすごい筋肉を持っている」と感嘆したことがある。ゲーム中に腰痛が出たためにゲームを中断してトレーナーがマッサージをしていたのを見たのだが、それだけで錦織選手がとんでもなく柔軟な筋肉の持ち主であることがわかった。

みんな洋服を着ていればスポーツ選手には見えないようなスマートさである。しかし隠された筋肉には、とんでもないバネがあるのだ。筋肉の量よりも質が、ケタ違いに良いということである。このような弾力性のある筋肉は疲労回復が早く、ケガもしにくい。たとえ痛めても、すぐに治ってしまうだろう。

逆に筋肉が固い人は、いくらマッチョの体をつくっていても動きが鈍く、理にかなった動き方がしにくい。生まれつき体が硬い人は、筋肉だけではなく靭帯などの結合組織も硬いから、関節の可動域も小さくなってしまう。スポーツや格闘技をやってみれば動きが悪く、疲労しやすく、故障を抱えやすい。また、故障すると治りにくい。

私は治療家になる前に、プロボクサーのトレーナーをやっていた。新人選手の中には、筋肉ムキムキでものすごいパワーを感じさせる子がたくさんいた。いかにも強そうである。しかし、筋肉が硬いことがわかった時点で、残念だが4回戦で終わりだろうとわかってしまうのだ。同じ筋肉でも、柔軟性があるとないとでは、まったく違うのである。

治らない痛みは「慢性的な痛み」

腰痛や「股関節痛」も同じように、筋肉の問題である。

疲労が少しずつたまって筋肉が硬くなっていくと、動きが悪くなる。さらに疲労がたまれば、何かの拍子に突然、驚くほどの激痛が現れてくる。腸腰筋が硬くなった場合は、腰（腰痛）に出たり、脚の付け根（股関節痛）に出たりする。

しかし急に痛くなったとしても、これは慢性的な疲労の蓄積の結果であり、慢性的な痛みなのである。まして、股関節の骨の問題ではまったくないのだ。

腰痛や「股関節痛」を抱えて当院にやってくる患者さんの腸腰筋は、決まって硬くなっている。それが腰痛や「股関節痛」（と思っていた）痛みの正体である。

痛みは筋肉の問題なのだから、腰痛や「股関節痛」を根本的に治療しようというのなら、医師は筋肉の状態を診断できなければ話にならない。そのための検査方法を持っていなければならない。ところが整形外科医は筋肉にほとんど関心を払わず、ただレントゲンで骨の状態を診て病名をつける。そしてその病名を痛みの原因と決めつけてしまうのだ。

症状に対してはむやみに鎮痛剤を使い、関節を守るために筋肉を鍛えなければいけないと無理なリハビリを患者さんに強要する。それによって筋肉はさらに疲労してしまうのだから、治せないばかりか、悪化させてしまう。あまりにも当然のことだ。

また、整形外科医はコルセットを勧めることがあるが、これも痛みの本質をわかっていない証拠である。

コルセットは腰椎を押さえるからよいと言われ、それを信じている患者さんも多い。これは、痛みは骨から来ている、あるいは骨に痛みの原因があるということを前提とした発想である。

しかし、痛みは骨の問題ではないから、コルセットをしても腰痛は治らない。前述の症例でも紹介したように、むしろコルセットでぎゅっと締めつけられることで血流もリンパの流れも悪くなる。さらに交感神経が働いて血管が収縮するので、よけいに循環は悪化する。これによって、疲労物質である老廃物が流れにくくなり、腰痛はかえって治りにくくなるのである。

腰痛の人に「腰を守るために筋肉をつけよ」というのも、膝が悪い人に対して「リハビリで膝まわりの筋肉をつけなさい」というのも、同じ発想だ。筋肉が発達するのは悪いことではないが、すでに腰痛や膝痛、あるいは「股関節痛」が起こっている人は、くり返し述べているように「疲労物質が蓄積した結果」として痛んでいるのだ。その痛みがある状態では、安静にしなければならない。

筋肉内にゴミがたまって硬くなっているような状態では、いくらトレーニングをやっても筋肉の増強にはつながらない。筋肉を増やしたいのなら、まずは筋肉の疲労を回復させて痛みを取り、新たな疲労を十分に解消できるようなコンディションをつくってから、リハビリのトレーニングをすべきなのである。

「股関節痛」で受診して、リハビリを勧められて通院しているうちに悪化させてしまう患者さんが、よく当院にもやって来る。何人か紹介しよう。

症例 リハビリによって「股関節痛」が発生、手術直前で助かった

●整形外科医は身内は診ない？

症例の前に、ひとつエピソードを。

前述のプロサーファーの脇さんは、腰痛や体調管理で昔から当院に通院していたことがある。その脇さんが、あるときKさんというサーフィン仲間の若い女性を連れてきた。そのころは「腰痛になったらすぐに鶴田先生のもとへ」と評判になっていたので、多くのサーファーが通院していた。世界的プロサーファー川井幹雄さんも、そのころはよく通院されていた。

Kさんは、千葉県のある町の出身だった。彼女はしつこい腰痛に悩んでいた。話を聞く

と、お父さんが整形外科医なのだそうだ。私が「お父さんに診てもらわないの？」と聞くと、「身内は診ません」と笑顔で答えたものだ。

巷では「医師は自分や身内には抗がん剤の治療は行わない」と、よく言われる。それが本当かどうかはわからないが、人工股関節の執刀医がどれだけ自分の家族・親戚・友人知人の「股関節痛」の手術を行っているのだろうかと、ふと考えてしまったものである。

●病院で診てもらったら悪化した

さて、本題に戻ろう。千葉県在住の大山美津代さん（仮名・70代）の趣味は山歩きで、1日に20キロくらいは平気で歩いていたという。しかし5年ほど前から、歩いていると股関節に重いようなだるいような感じを覚えるようになった。普通は気にならない程度だろうが、山歩きに支障が出るようになったらイヤだな、と大山さんは思ったらしい。

大山さんのご主人は、たまたま前述のKさんのお父さんがやっている病院の内科にかかっていた。ご主人に勧められ、大山さんは同じ病院の整形外科を受診したそうである。

主治医の診断は、やはり「変形性股関節症」だった。そして「このままいったら人工関節は免れない」と言われ、「とりあえず内視鏡での手術を」と勧められたが、大山さんは断った。「それならリハビリをやって様子をみましょう」ということになり、それから3年間、大山さんはリハビリに通った。

リハビリを始めて間もなく、当初は重だるいだけだった股関節に痛みも感じるようになってきた。主治医に言うと「杖を使いなさい」と言われ、杖を購入して使っていたが、痛みはよけいに強くなった。そのころから歩くときの左右のバランスが悪くなったので、主治医からはさらに「靴に中敷きをしなさい」という指導も受けたようである。

しかし、大山さんの歩きは急激に悪化していった。

リハビリ、杖の使用、靴の中敷きなどの指導は、一般的にどこの整形外科でも行われている。大山さんは、それに真面目に取り組んだ結果、最初は重だるいだけだった症状を痛みに発展させてしまい、さらに歩けないほどの痛みに悪化させてしまったのである。

●人工股関節の手術に同意してしまった

大山さんの「重だるい」という症状は変形性股関節症という関節のトラブルによるものではなく、単なる筋肉疲労だったはずだ。少々、山歩きが過ぎたのである。そんな状態でさらに股関節のリハビリを行えば、腸腰筋の疲労はさらにたまり、症状が悪化するのは当たり前だろう。

そして少しずつ痛くなってきたときに、杖を使い始めた。杖を使うと、自然な2本足による歩行バランスを崩してしまう。それを補うために中敷きを使えば、骨格も歩行も、崩れたバランスのまま固まってしまう。

結局、大山さんはひどく跛行するようになり、山歩きどころではなくなってしまったのである。これは大山さんに限ったケースではなく、当院を訪れる患者さんによく見られることだ。多くの患者さんが、整形外科医から指示されるリハビリで「股関節痛」を悪化させている。

筋肉などの疲労によって痛みの症状が現れているのに、整形外科は「関節が原因」とカン違いしているから、関節を守るために筋肉を鍛えようとリハビリを勧める。それが、本当の原因である筋肉疲労に拍車をかけてしまう。「股関節痛」の本当の原因である腸腰筋のコリ（腸腰筋症候群）も、このリハビリで悪化することが多い。

その結果として股関節の痛みが強くなってくると、医師は「変形性股関節症が悪化した結果」と考え、「いよいよ人工関節しかない」と患者さんに迫る（患者さんや医師が股関節痛と錯覚している）。腸腰筋の痛みというのは非常に強いもので、歩行にも大きな悪影

リハビリで悪化する？

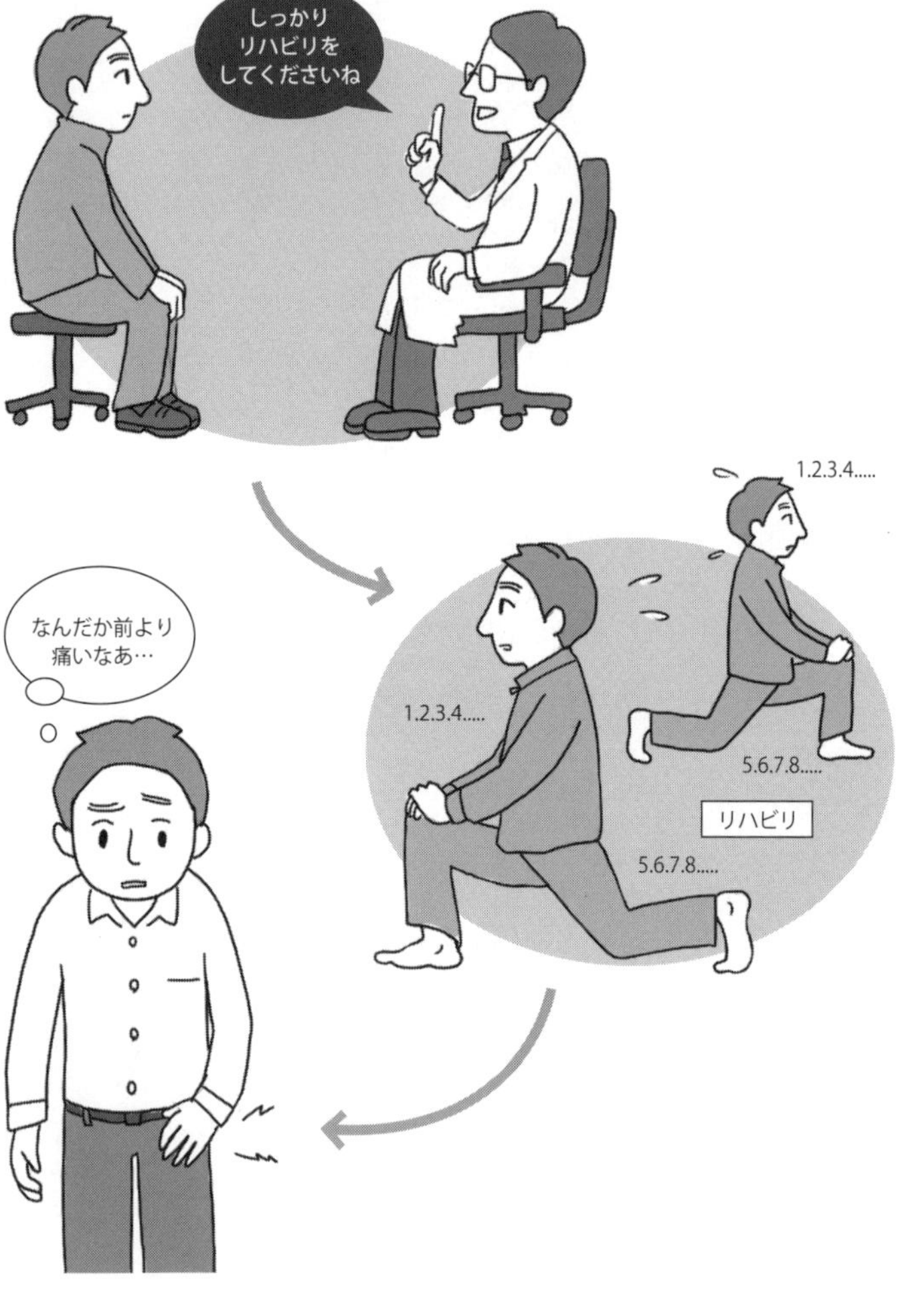
しっかり
リハビリを
してくださいね
1.2.3.4.....
1.2.3.4.....
5.6.7.8.....
リハビリ
5.6.7.8.....
なんだか前より
痛いなあ…

響を及ぼす。患者さんは痛みに対して絶望的な思いを抱き、今後のことが不安になり、大変な手術にも同意してしまう。まったく意味のない手術であるにもかかわらず、である。

大山さんも、跛行がひどくなってきたときに、病院で「もう末期の状態」「人工関節しかない」と言われた。痛みの原因が単なる筋肉疲労とは夢にも思っていなかったので、大山さんは手術を決意した。

歩くと激痛が走って、大病院の医師が「人工関節しか治す方法はない」と言うのだから、誰でも不安を押し殺して手術に同意するだろう。そして、取り返しのつかない手術をしてしまうのである。

●手術直前に「つるた療法」に出会った！

しかし、大山さんにはまだ運が残っていた。手術に同意したあと、たまたま近所の公民館で何かの集まりがあったので、苦労して出かけたそうだ。歩くのに時間がかかるから早く家を出たが、さすがに到着は早すぎてしまったので、公民館の図書館で本を見て時間をつぶしていた。そこに、私の本が置いてあったのである。

ざっと読んでみて、そこに書かれてあることにびっくり仰天した大山さんは、私の本を借りて自宅でご主人と二人でじっくり読んだ。それで「もしかして」ということになって、当院に予約の電話を入れた。

当院は予約が少なくとも1か月は埋まっているが、手術を前にしている方など緊急の患者さんに対しては、例外的にすぐに診ることがある。翌日、大山さん夫妻は4時間かけて茅ヶ崎までやって来たのである。

大山さんの体に触れてみると、典型的な腸腰筋症候群だった。股関節の痛みと錯覚して多くの人が手術を受けてしまう、その典型的な症状だったのである。

私はいつものように腸腰筋への「つるた療法」を行ったが、その1回目の施術だけで大山さんの股関節の痛みは消えた。少なくとも施術の直後は痛みがなかったので、大山さんとご主人は「やっぱり！」と、本当にびっくりされていた。

その後何度か通院され、痛みはほぼなくなった（ときどき疲労がたまると痛む程度）。歩き方のバランスも少しずつ良くなり、杖は必要なくなり、いまでは再び山歩きをしたいと思うほどになった。

奥さんの回復に感動したご主人は、「つるた療法」を身につけたいと当院のセミナーに参加した。セミナーには大山さんも同行するので、ご主人は同じように参加したセミナー受講者に対して「ほらこの通り、手術しかないと言われた家内もまったく痛みなく歩けるようになっています」と、奥さんを紹介してくれる。大山さんは、ほかの受講者から質問攻めに合ってしまうが、笑顔で喜んで答えてくれていた。

症例　股関節の違和感がリハビリで激痛に……

江藤佳織さん（仮名・40代）も、千葉県にお住まいの女性である。２年くらい前から坂道を上るときに股関節に痛みが出るようになり、整形外科へ行った。レントゲン検査の結果「臼蓋形成不全」と診断されたが、「手術はまだ早い」と言われ、通院してマッサージとリハビリを週に2回ずつ行っていたという。また、そこで教わった体操も自分で熱心に行っていたらしい。

しかし、リハビリを続ければ続けるほど痛みが強くなる。悪化しているのではないかということで、最近になってＭＲＩを受けた。すると主治医は「軟骨がすり減ってしまっています。こうなったら手術（人工股関節）しか方法はありません」と言い、江藤さんのことはおかまいなしに人工股関節置換術について説明を始めたという。

江藤さんはびっくりして医師の言葉を制し、「手術については少し考えさせてほしい」と伝え、帰り道に書店でいろいろ本を探して読んでみたという。それで私の本に行き当たり、当院に駆け込んだのである。

来院された江藤さんの体に触れてみると、やはり腸腰筋の硬直がはっきりわかった。私はこう言った。

「これ、何でもないですよ。脚を上げる筋肉（腸腰筋）が凝って痛いだけなので、関節が痛いわけじゃない。軟骨がすり減って骨がぶつかってもこんな強い痛みなんて出ませんから（笑）。ただの筋肉痛。それで大事な関節を取ってしまったら大変ですよ」

江藤さんの「股関節痛」は、2回の施術でほとんど消えた。江藤さんは、初めは「信じられない」という顔をしていたが、やがて整形外科医に対して「憤懣やる方ない」という感じになってきた。私がリハビリは逆効果であることを説明すると、「病院って、わざと痛くするように、そうやって手術に仕向けてるんじゃないかしら?」と、怖い目で言っておられた。

「股関節のあたりが痛い」といって整形外科へ行けば、医師はだいたい骨しか診ない。筋肉が疲労しているとは夢にも思わない。まさか、リハビリをすればもっと悪化することを知っていながら勧める、などということはないとは思うが、患者さんが真相を知ればそのように勘繰りたくなるのも無理はないかもしれない。

症例　リハビリで悪化、手術を勧められたが……

●言われた通りやったのに手術なんて納得できない！

神奈川県茅ヶ崎市在住の後藤奈々さん（仮名・50代）は、1年ほど前に股関節の痛みを感じるようになった。痛みは大したことはなかったが、早めに診てもらったほうがいいと思って近くの整形外科で診察を受けた。すると「変形性股関節症」と診断され、「このまま進行すると歩けなくなる」と言われ、たいへん驚いた。それからは、一生懸命に通院してリハビリや電気治療を受けていたという。これまでの患者さんと同じパターンである。

医師は診察のたびに「歩きなさい」と何度も言うのだそうだ。後藤さんは、放っておけば歩けなくなると思い、その言葉を真面目に信じ、筋トレも散歩も一生懸命したらしい。

しかし、前述のとおり「股関節痛」の原因は腸腰筋の疲労なのだから、無理なリハビリは逆効果である。リハビリを続けるほどに、後藤さんの痛みは少しずつ強くなってきた。

それでも「歩けなくなったら大変」という思いだけで、歯を食いしばって頑張ったという。ところが痛みは容赦なく強くなっていき、とうとう歩けなくなってきた。医師からは「軟骨がすり減ってしまっているから、もう手術しか選択肢はない」と言われた。それで、当院での施術を決心したのである。

私が、痛みの原因は股関節ではなく腸腰筋であること、そしてリハビリはそれを悪化させる可能性があることを説明すると、後藤さんは次のように私に訴えた。

「私、最初から、手術は受けたくないって先生に言ったんです。それで保存療法と言うんですか、手術をしないでリハビリということになったんです。将来手術をしなくてもいいように頑張って通院していたのに、リハビリのせいで手術になっちゃったなんて……。納得できません」

確かに、そう思うのが自然だろう。

●痛みは呆気なく消えた

ご主人からは「先生の言うとおり手術を受けたほうがいい」と強く勧められたそうだが、後藤さんはどうしても手術が怖いし、納得できないし、と悩んでいた。そういうときに、近所の人から「手術なし」の先生がいると教えられて来院されたのだ。

初回の施術のあと、後藤さんは「体がじんじんして熱くなった」と言っていた。家に帰ったころには全身が心地よい疲労感に包まれて、その夜は子どものようにぐっすり眠ったそうである。

腸腰筋の痛みを取ること自体は、とりあえずさほど難しいことではない。1回の施術で痛みが消えることもあるが、また痛みがぶり返しても、数回の施術でだいたい問題なく生活できるようになる。後藤さんの痛みも、本人のそれまでの悩みの大きさを考えれば「呆気ない」ほど簡単になくなっていった。

「股関節痛」は、単なる筋肉痛なのである。ただし腸腰筋は少しやっかいな場所にあるので、回復は普通の筋肉痛ほど簡単ではない。それでも筋肉の痛みは一時的に強いけれども、改善するものなのだ。筋肉は自分で回復できる。「股関節痛」というのは実はその程度のものであって、手術なんてとんでもないものなのだ。

手術をしなくてすんで、いまは後藤さんのご主人も喜んでおられるそうだ。

第3章

「つるた療法」は腸腰筋症候群にアプローチするベストの方法

「痛み」に対する正しいアプローチを

「痛み」は、なぜ整形外科で治らないか

整形外科の待合室はいつもお年寄りでいっぱいだ。しかし、整形外科に通って治ったかどうかと訊ねると、一般的な評判は必ずしも良くない。私は整形外科で治らなかった患者さんから主にお話を聞いているからそう思うのかもしれないが、友人知人の話でも「整形外科でばっちり良くなったよ」ということは聞いたことがない。

「痛み」は、なぜ整形外科で治らないのだろう。

それは、整形外科は「痛み」に対するアプローチがいい加減だからではないかと、私は思ってしまう。骨しか診ないで、整形外科学が明らかにした範囲内でしか診察をしないから、個々の患者さんの「痛み」をどうしても骨の病気に割り振って解決しようとする。それは「原因と結果」を取り違える大きな要因で、結局はとんちんかんな治療に終始してしまうのではないか。

私が主に腸腰筋症候群に対して行っている「つるた療法」について述べる前に、まず根本的な問題である「痛み」というものについて少し考えてみたいと思う。

「痛み」に対して人はどう対処するのか

「痛み」は言うまでもなく不快なもので、日常生活の中での動きを制限してしまう。痛いから動きたくないと思うのは当たり前で、それは「動かないで安静にしていなさい」という体の教えでもあるはずだ。体が受けたダメージを回復させるために、「痛くさせて、動かないようにさせている」と表現してもいいかもしれない。

動物たちは、ケガをすると食べるものも食べずにじっとしている。弱肉強食の世界では、自由に動けないことは死に直結するほど厳しいものである。そんなときは、死ぬ覚悟でじっとしているのである。

ところが人間には生活というものがあって、ほとんどの人は毎日やらなければいけない予定に囲まれている。すでに仕事からリタイアしたお年寄りにも買い物などの用事はあるし、食事やトイレといった最低限の生活活動もある。そうした活動を、「痛み」をガマンしながらなんとか続けていかなければならない。そして「ガマンできないから、なんとかしなければ」と考えたときに、人は整形外科を受診するのである。

整形外科を受診する患者さんの99％以上は、「痛み」を取り除いてほしいという動機を持っているのではないだろうか。そういう患者さんのほとんどは、痛みさえなくなればOKなのである。

ところが、経験のある人はたくさんいると思うが、整形外科の治療で痛みが治ることはまれである。鎮痛剤などによって強制的に痛みを感じさせなくすることは整形外科の得意分野であるが、それは感じさせないだけで痛みが取れたわけでは決してない。生涯、鎮痛剤のお世話になるわけにもいかないので、患者さんはいずれ整形外科への通院をあきらめてしまう。そして、そのうちの何割かは私どものような治療院に救いの手を求めるのだ。

整形外科医は「痛み」の専門家なのか？

整形外科で痛みが治らないのは、前述のように、痛みに対して正しくアプローチしていないからだろうと思う。先にも述べたが、痛みの原因と結果を取り違えているのだ。骨のあたりの痛みは結果であって、骨に原因があるわけではないのである。

たとえば、腰痛、「股関節痛」、膝痛、肩関節の痛み、等々で病院へ行くと、間違いなくレントゲン検査が行われる。レントゲン検査でわかるのは骨や軟骨の状態である。医師は骨が折れていないか、ヒビが入っていないか、軟骨がすり減っていないか、そういうことを診るのだろう。実際、それだけで診断して薬を出す。

ところが「痛み」というのは、骨からは現れてこない。骨の表面には神経が通っていないから、たとえクッションとなっている軟骨がすり減って関節内で骨がぶつかっても、痛みは感じないのである。

では、人々が整形外科に駆け込むような「痛み」は、どこから来るのだろう。そうした整形外科で扱うような「痛み」というのは、究極にはどこが痛いのだろう。

その源は、実は「筋肉」などの結合組織から発せられているのである。筋肉自体が痛んでいる場合もあるし、筋肉の異常な収縮が関節周辺のほかの結合組織に力を加えて痛みを起こしている場合もある。あるいは、痛みは違う場所の筋肉に飛んでいる場合もある。

整形外科は「体の痛み」を治すことが仕事なのに、肝腎の「痛み」について、整形外科医はほとんど素人のようである。ほとんど考えていないと断言してもいいだろう。

なぜなら、いま整形外科で行われている治療やリハビリはすべてと言ってよいほど、患者さんの痛みの問題をますます大きくしてしまう結果を招いているだけだからだ。その理由は、整形外科医が痛みの原因やその性質について無頓着だからにほかならない。

整形外科医の仕事は、自分たちがわかる病名をつけること

人間の体は機械ではなく、複雑な生命システムである。全体の生命は、さまざまな仕組みの上に成り立っていて、そのほとんどがまだ人間にはわかっていない。痛みについても、解明されていないところはたくさんある。そういうことを整形外科医は真剣には考えていないのである。だから、本質的な原因ではない病名をつけて、その場しのぎの治療や指導を行って、かえって痛みをこじらせる結果を招いてしまうのだ。これは大きな問題ではないかと思う。

しかし残念なことに、患者さんの多くは病院の治療を信じている。お医者さんの言うことは間違いないと思っている。それはやはり、患者さんも「痛み」について真剣に考え、勉強していないからなのだろう。

腸腰筋症候群を「股関節痛」と信じ込んでいて、いくら説明しても理解してもらえないのも、もう一歩踏み込んで痛みについて考えてみないからだと思う。

「痛み」について、もう少し突っ込んで考えてみよう。

痛みには、急性疲労から来るものと慢性疲労から来るものとがある

まず「痛み」には2種類あることを知っておこう。一つは「急性疲労から来る痛み」、もう一つは「慢性疲労から来る痛み」である。この二つは別物と考えなければいけない。

急性疲労から来る痛みとは、たとえばギックリ腰などである。それが単純な急性痛ならば、これは一回で治すことも可能である。しかし、やっかいなのは、急性痛の下に慢性疲労が隠されている場合である。

実は慢性の疲労はほとんどの人が抱えている。特に年をとれば誰でも持っているものだ。かく言う私もそうである。ただ、それが痛みとなって表面化して出てくるとは限らない。

慢性疲労は、普段はじっと潜んだまま、おとなしくしている。しかし、そこに急性の疲労が重なったときに、それに引っ張られる形で慢性の疲労が出てくる。それが強い痛みとし

て感じられるのである。つまり、筋肉に慢性的に蓄積されていた疲労は、あるとき何かのきっかけで急に痛みを現すようになるが、その急性の痛みを取っただけでは潜在的な慢性痛は治らないということである。

しかも、慢性的な疲労は幾重にも層を成しているというのが私の実感である。特にひどい人は、屋久島の屋久杉のように、多くの層（年輪）を成しているように感じられる。

また、慢性的な疲労は、マンホールにたまったゴミにたとえられるかもしれない。急性疲労から来る痛みのように、ゴミがサァーッと流れてくれればよいが、慢性疲労のようにゴミが何重にもたまっている場合は、流しても流しても残ってしまう。何度も引っかかって、きれいに掃除するのは容易なことではない。つまり、疲労物質が血液やリンパとともに流れていってくれないのだ。そして、慢性疲労の層（ゴミの層）が厚ければ厚いほど、出てくる痛みの程度はひどくなっていく。また、治りにくくなる。

その痛みを完全に治すためには、深層に幾重にもたまっている筋肉疲労を回復させるということが必要なのだ。ギックリ腰がいったん治っても多くの場合で再発するのは、本当の原因になっている深層の疲労物質を除去することができていないからである。

「もともとある慢性疲労に急性疲労が重なったときに、強い痛みが出る。そして、慢性疲

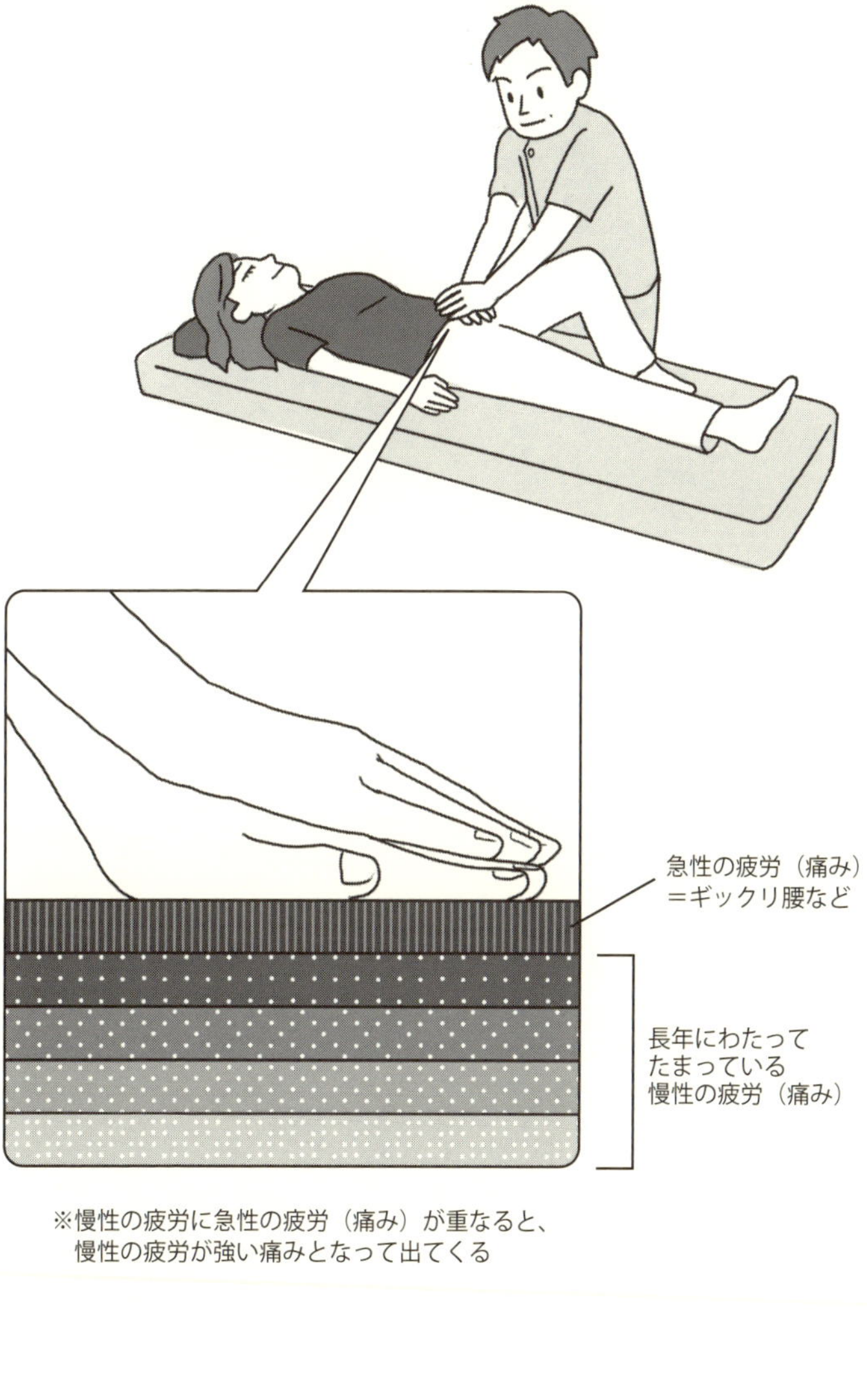

※慢性の疲労に急性の疲労（痛み）が重なると、
慢性の疲労が強い痛みとなって出てくる

労は幾重にも層を成していることが非常に多い」

急性疲労による痛みと慢性疲労による痛みについて、このように考えている治療家はあまりいないのではないかと思うが、長年の施術経験から、感覚的に間違いないと私は確信している。

こうした痛みに対して、ただ痛くなるように冷やしたり、湿布をしたり、鎮痛剤を投与したりしても、その原因（深層の慢性疲労）が解消されることはない。むしろ悪化させるだけだ。いま治療院に駆け込んでいる患者さんのほとんどは、そんな状態になっているのである。

痛みは物質である

私は「痛み」とは、基本的に「疲労」から出てくるものであると考えている。「疲労」という表現は感覚的であいまいだが、実は疲労も物質なのである。そしてそれは老廃物のことである。

筋肉を動かすときにはエネルギー源として糖質や脂質を使うが、そのどちらを使ったとしても必ず「燃えかす」が残る。燃やしたあとに残る灰のようなものである。指１本を少し動かしただけでも、そのために使われた筋肉にはさまざまな老廃物が残る。それがエネルギー代謝というものだ。

疲労という老廃物がたまれば、交感神経が緊張して血液循環が悪くなり、同時に酸素が不足して組織破壊が起こる。この老廃物（痛みの物質）が、血液やリンパに乗って筋肉から流れて出ていくときに「痛み」が感じられるのである。痛みの信号を脳で感じると言ってもいいだろう。

若いころは、その日に筋肉にたまった疲労（老廃物）は、一晩眠れば血液やリンパとともに流れてしまう。しかし年齢を重ねてくると、あるいはハードワークが毎日のように続くと、流しきれない疲労物質が少しずつ筋肉にたまり蓄積されていく。その積み重ねが慢性疲労であり、急性疲労が重なると強い痛みとして出てくるのは、先ほど述べた通りだ。

肩こりも、そうして起こってくる。肩こりは運動したから起こるわけではなく、逆にただじっとしていたから起こるものだ。「じっとしているなら筋肉は疲労しないだろう」と考えるのは大きな間違いである。実は「じっとしている」というのは筋肉の静的な収縮を継続的に強いることで、筋肉内にはじわじわと疲労物質がたまっていく。

しかも、筋肉は軽く動くことによって血液とリンパのポンプの役割も果たしているので、ただ収縮したまま動かない状態を維持していると筋肉内の血液循環が悪くなり、老廃物はどんどんたまってしまう。それが「コリ」になる。コリも、やはり疲労物質の慢性的な蓄積によって起こっている「痛み」なのである。

日常生活の中で知らずにたまる「疲労」に注意

運動後にストレッチをするのは、疲労物質がたまって筋肉が硬くなっているからだ。この状態では血液循環が悪いので疲労の回復が遅れる。そこで、筋肉をゆるやかに伸ばすことによって筋肉に柔軟性を取り戻させ、筋肉内にたまった老廃物を血液やリンパとともに流してやる。すると疲労回復も早まるわけだ。

しかし、スポーツのあとでストレッチを行う人は多いが、仕事のあとでストレッチする人は少ない。仕事でも筋肉内に疲労物質はたまるのに、ほとんどの人は筋肉疲労を意識しないのである。デスクワークのあとで「あー疲れた」などと声に出すが、それは主に精神的な疲れのことなのだろう。肉体疲労については意識していない。それが知らず知らずのうちにたまっていく。

このように少しずつたまっていく疲労が、いずれ生活に支障をきたすほどの痛みとなっていくとは、誰も考えていない。仕事の合間や終了時にも、実はスポーツ選手の運動後のクールダウンやストレッチのようなケアが必要なのである。

整形外科医も患者さんも、そこのところを考えていない。薬に頼り、リハビリに励んで、さらに痛みを大きくさせ、治りにくくさせているのである。

スポーツのやり過ぎも「慢性的な痛み」に

人々を悩ませている慢性的な痛みは長年の疲労の積み重ねによって起こってくるが、では若者にはないのかと言えば、そんなことはない。中学生でも、部活のスポーツをやりすぎて疲労が少しずつ蓄積し、腰痛などの痛みを発生させていることがある。

最近は、このケースが多くなったように思う。よくあるのは、コーチや親が厳しすぎることである。厳しくないとしても、その要求レベルが高いので、子どもたちはなんとか応えようとして結果的に無理をしてしまう。しかもそれは、本人も意識していないストレスになっていて、現れた痛みはなかなか取れない。

痛みは言うまでもなく、心身の危険信号でもある。「疲労が積み重なっているよ、それ以上やると故障につながるよ、体が壊れるよ、心にダメージが残るよ」、そういうことを知らせるために「痛み」が起こっていると考えなければいけない。ところが人間は大脳が発達して理屈で考えようとするから、心身の発する痛みの危険信号を無視して頑張ってしまう。それが危険なのである。

子どもたちに限らず、日常生活の疲労が積み重なって痛みにつながっていくのは、そうした人間だけがやってしまう「頑張り」の結果とも言えるだろう。その「頑張り」も無意識でやっているから、なかなか修正することができないのである。

最近は中高年もスポーツを趣味にする人が増えてきた。ランニング、山登り、テニス、ゴルフと、かなり本格的にトレーニングを積んで楽しんでいる高齢者が少なくない。ところが、やはりついやり過ぎてしまう人が非常に多い。

少しずつ上達し、体力もついてくると、自信も大きくなってくる。周囲の同年代に比べて、明らかに自分のほうが若く、動ける。十分に楽にトレーニングしているつもりでも、ついついやり過ぎになってしまうのだ。

「股関節痛」を訴えて来院する患者さんの中にも、スポーツ愛好家は多い。腸腰筋というのは自分でもどこにあるかわからないようなインナーマッスルだから、たとえ疲労が残っていても気づかない。

若いころから土台となる体をスポーツでつくりあげて、継続して運動をやってきた人ならともかく、中高年になって本格的に始めた人、若いころはスポーツマンだったが大人になってからは運動不足の生活を続けてきた人は、腸腰筋も鍛えられておらず、すぐに疲労がたまってしまう。それが腸腰筋症候群、つまり腰痛・「股関節痛」・膝痛につながっていくのである。

症例

「股関節痛」はスポーツが好きな中高年に多い

●いよいよ人工股関節の手術を勧められたが……

埼玉県から来院した大崎辰義さん（仮名・50代）は、フリーの放送作家である。スポーツ好きで、長年にわたってテニスやマリンスポーツを楽しんでいた。

しかし、４年前に「股関節痛」が始まって整形外科を受診、診察の結果は「臼蓋形成不全による変形性股関節症」で、痛み止めが出された。医師からは「治るということはなく、確実に進行していくので、最終的には人工関節のほかに方法はない」と宣言され、「その時期をできるだけ先送りするように、いまから痛み止めとリハビリを続けていきましょう」と言われた。

ところが2014年の8月から痛みが強くなってきて、医師は「いよいよ人工股関節の手術を」と勧めた。しかし大崎さんは同意しなかった。ほかに方法はないかとインターネットで調べていて、私の本を見つけたという。

大崎さんはいったんは当院に電話をして予約を入れたのだが、まもなくキャンセルの電話が入った。そのとき改めて次の予約をしたが、それも後日キャンセルとなった。そういうことが何回かくり返されて、当院の中でも「何だろう、この人は」と噂になるくらいだった。おそらく、私の説が半信半疑だったのではないかと思う。手術しないで済むならありがたいことだが、本当に痛みが消えるのかと、疑いを持って来院される患者さんは決して少なくないのである。

ただ大崎さんは必ずキャンセルの連絡をくれるし、そのときに必ず次の予約を入れていた。仕事が忙しかったのかもしれない。結局、1回目に来院されたのは、最初の電話から半年が経過した翌年2月のことだった。

●痛みがなくなって水中エアロビクスでトレーニング、再発した

最初に来院したとき、大崎さんはかなり強い痛みに見舞われていたようだが、１回目の施術の直後は痛みはほとんど消えていた（その後、時間が経つとまた少し痛くなった）。そこで10日に一度ずつ来院することになり、３回目でほとんど日常生活に問題ないくらいに改善できたのである。

ところが、そのあとで衰えた筋力を取り戻そうとして、水中エアロビクスをかなり激しくやってしまったらしい。それでまた痛みが出て、大崎さんは大反省だった。

このように痛みが軽くなると油断して動き回ってしまったり、トレーニングを再開してしまう患者さんはとても多い。私は言った。

「施術で一時的に痛みがなくなっても、腸腰筋の慢性疲労は完全には取れていないんです。長い年月のうちに積み重なった慢性疲労ですから、そう簡単には取れません。その段階で再び酷使すれば、間違いなく痛みはぶり返します。腸腰筋がやめてくれ〜って悲鳴をあげてるんですよ。オリンピックに出るわけじゃないんでしょう（笑）。楽しみでやっている

のなら、まずは自分の体を大事にしてくださいね」

私はそう言って、激しい運動はもうしばらく避けるように伝えた。

大崎さんはその後は完治の状態になってスポーツもやっているが、当院で施術すると動きが軽くなって競技がしやすくなるということで、ときどき来院しては腸腰筋などの調整を受けている。いつも「手術しないでよかった、奇跡です」と言ってくれるが、当院ではごく普通の当たり前の出来事である。

症例 来院1回で痛みが取れたが、スノボをやって再発

神奈川県横浜市から来院した三井茂樹さん（仮名・40代）は、若いころからのスポーツ愛好家である。現在はランニングに凝っていて、フルマラソンにも何度も挑戦するほどだった。

ただ、このところ右の股関節が痛むようになってきたという。

最初は、朝起きて歩き始めたときに痛むが、やがて痛みは軽くなるので、特に気にすることもなくトレーニングを続けていたらしい。ところがガマンできないくらいの激痛にな

り、痛いときは走ることもできなくなって、整形外科を受診した。

診断は「臼蓋形成不全」で、「手術しか治療の方法はない、いずれ手術は避けられませんよ」と言われた。説明を聞くと、少しずつ悪化していくので最終的にはどうしても人工関節になってしまうが、まだ若いのでまずは骨切り術を、と勧められた。若い患者さんが「股関節痛」で受診すると、たいていこのように言われる。

若いころからずっと、サラリーマンになってからもアスリートとして生活してきた三井さんは、これからはもうスポーツらしいスポーツはいっさいできなくなると知って絶望的な気持ちになったそうだ。「崖から突き落とされたような気持ちで、生きる意欲も失いそうでした」と言っていた。

まだまだ若い三井さんは「とてもそんな人生は考えられない」と思い、「股関節痛」の名医を探そうとして大きな書店で本を探した。それで私の本を見つけ、衝撃を受け、半信半疑ながら施術の予約をしたのである。

来院したときは、すでに右の股関節は常時痛むようになっていて、痛そうに跛行して歩いていた。しかし、やはり三井さんの「股関節痛」の正体も腸腰筋症候群だから、腸腰筋への施術によって痛みは取れてしまった。単純な筋肉疲労なので、たった１回の施術でも痛み自体は消えてしまうのである。

それで三井さんは「治った」と錯覚して、そのあとすぐに、息子を連れて北海道まで二泊でスノーボード旅行に行ってしまった。二日目から快調に滑っていたが、帰る日になってたまたま大雪で飛行機が飛ばず、空港で足止めを食っているときにあちこち歩き回ってしまったらしい。そのうち少しずつ痛くなってきて、帰ってからあわてて電話をしてきたのだ。

私は施術後に「いまは痛みが取れていても腸腰筋の疲労は完全には回復していないから、しばらくはトレーニングはお休みにして安静に」と口が酸っぱくなるほど言ったのだが、痛みがなくなった患者さんの心理というのはなかなかコントロールできないものである。

それでも、筋肉疲労なのだから、また回復する状況を与えてあげれば良くなっていく。手術をしてしまったら、取り返しがつかない。もってのほかなのである。

関節の可動域も痛みの要因の一つ

知らないうちに積み重なっていく疲労が慢性的な痛みを起こす過程で、もう一つ注意しておかなければいけない問題がある。それは「関節の可動域（動く範囲）が小さくなる」ということだ。

筋肉内に疲労物質がたまってくると、筋肉は硬くなる。筋肉が伸縮しにくくなるのだ。筋肉が伸縮しにくいと関節は大きく動くことができず、可動域が小さくなってしまう。

また、年齢的な問題もある。筋肉は加齢によって硬くなっていくから、関節の可動域も年齢とともに小さくなっていく。高齢者ほど痛みが多いのは、このような老化現象による要因もさまざまに関わっているからだ。

年齢を重ねると、どうしても若いころよりも活動量が小さくなる。つまり、動かなくなる。これも筋肉を硬くして関節の可動域を小さくする要因になる。

「もうスポーツをするわけでもないのだから、関節が若いときほど大きく動かなくてもいいじゃないか」と思うかもしれないが、関節の可動域が小さくなることも、血液循環の不良から疲労の蓄積、痛みの発生につながっていくのである。

悪いことに、痛みが起こってくるとよけいに動かなくなる。動かせば痛いから動かさない、すると可動域はますます小さくなり、循環はさらに悪くなって、慢性的な痛みは強くなってしまう。このような悪循環に陥ることもある。

股関節は「股関節痛」とは無関係、手術してはいけない

このような状態でいくらストレッチをしても、トレーニングをしても、筋肉を痛めたり疲労を大きくするだけだ。筋肉の疲労回復を目的とした施術によって、痛みを軽減していくしかないわけである。

ただし、筋肉の疲労している部分だけを目標に施術しても、効果は一時的になってしまう。患者さんの心の中も含めた全身的な状態を見きわめて、そのような筋肉疲労を起こす原因を突き止めて調整しなければならない。それができなければ、一時的に解消した痛みもいずれ戻ってくる。逆に、それができれば、痛みは少しずつ消えていき、その状態を維持すれば「治る」のである。

みなさんが「股関節痛」と思っている痛みも同じで、そのような筋肉（が原因）の痛みに対して「股関節を取ってしまって人工の股関節に換える」などという乱暴な治療は、決してあってはならない。重ねて言うが、「股関節痛」というのは関節が痛いのではなく、腸腰筋が疲労によって痛んでいるのであるから、腸腰筋の疲労回復に努めれば痛みは軽減

するのである。

私はこれまで６０００人もの患者さんを診てきているが、「股関節痛」を訴えて来院した人のほとんどは数回の腸腰筋の調整でひどい痛みから解放されている。医師から「人工股関節の手術しかない」と言われた人も同様だ。

しかし医師から手術を勧められた患者さんのほとんどは、人工股関節置換術という大変な手術を受けているのが現実だ。「ああカン違い」では済まされないことである。

痛みの原因にピンポイントでアプローチする「つるた療法」

腸腰筋を「ほぐす」のは簡単ではない

さて、それでは「股関節痛」などの治療に適している「つるた療法」がどういうものなのか、述べていこう。

「つるた療法」は、いわゆる「手当て療法」である。これは施術したい部分に手のひらを当てるだけのシンプルな施術方法だが、「股関節痛」をはじめとする体の痛みの治療にはとても効果がある。それはなぜなのだろう。

慢性的な首の痛み、肩の痛み、腰痛、「股関節痛」、膝の痛みなどは、なかなか治らない。慢性的な痛みの原因は、前述のように筋肉内に長い期間をかけて少しずつ蓄積されていった疲労物質（痛みの物質）である。しかも、それが層をなして重なっている状態なのだ。

筋肉に慢性的な疲労がなければ、筋肉が急性疲労を起こしても、その疲労物質は一晩でほとんどが血液循環やリンパとともに流されて、数日もすれば回復してしまう。若いころの筋肉痛が翌日に起こって、やがて治ってしまうのは、このことを示している。

ところが、中高年ともなると血液循環が悪くなり、代謝も低下する。筋肉内の疲労物質は一晩では流しきれず、残ってしまいやすい。その量はたとえ少しでも、毎日の積み重ねによって、やがては頑固な疲労の塊になってしまうのだ。ちょっと揉みほぐしたくらいではすべて流れていくことはなく、いったんは楽になってもまた戻ってしまう。温泉で温めれば血液循環は良くなるが、数日程度の温泉旅行ではたまった疲労物質を流しきってしまうことは難しい。

これが、慢性化した疲労（痛み）が取れにくい理由である。特に「股関節痛」の原因である腸腰筋という筋肉は体の深いところを通っているので、マッサージや指圧の力は届かない。整形外科医はもちろんのこと、腕のある治療家でも腸腰筋の疲労回復を助ける施術を行うことはきわめて困難なのだ。

「つるた療法」の手当て療法が優れているのは、施術の難しい腸腰筋に対して、手のひらを当てるだけというきわめて簡単な方法によって、ピンポイントで効果的な施術を行うことができるという点である。

その作用は、腸腰筋の内部の血液循環を飛躍的に改善させるということである。

腸腰筋症候群と「つるた療法」の発見につながった患者さん

私は科学者ではないので、データを集めて分析して効果を証明しているわけではない。ただ6000名もの患者さんの「なんとかしてほしい」という強い要望を前にして、ああでもない、こうでもないと試行錯誤を重ねた結果として、「ああ、そういうことなのか」と経験的に理解していく、その積み重ねだけだ。

患者さんに教わり、教わったことを患者さんに実践する。すると答えが出てくる。それだけである。もちろん、人間の体がどうなっているのか、基本的なところは勉強しているが、その知識は患者さんから教わって実践していることの裏付けにすぎない。

私はこのやり方で、科学（現代医学の整形外科学）では解決できない腰痛や「股関節痛」を解決してきている。整形外科へ行っても満足できなかった患者さんの強い要望に、私はこのやり方で応えることができているのだ。科学的かどうかの前に、改善している、患者さんの要望に応えている、それだけで十分だと、治療家の私は思うのである。

そもそも、私が腸腰筋症候群を発見し、初めて提唱することになったのも、さらにこれを解消するための「つるた療法」という施術法ができたのも、当院に来た一人の患者さんがきっかけだった。

当時私はスポーツトレーナーの延長からアスリートの運動障害を扱うことが多く、リンパマッサージなどでコンディションを整えていく仕事が多かった。まだ腸腰筋という存在すら知らず、手当て療法も行っていなかった時代である。

きっかけとなったのは、腰痛で来院した20代前半の女性で、卓球選手だった。腰の筋肉がかなりこわばっていて疲労がたまっている。入念にほぐすといったんは症状が軽くなるが、数日でまた元の状態に戻ってしまう。不審に思って詳しく聞いてみると、以前から「股関節痛」に悩んでいて整形外科にも通ったことがあったという。

私は仰向けに寝てもらって、痛むほうの股関節周囲の筋肉の状態を診ていった。すると、ちょうど腸骨筋のあたりを手のひらで軽く圧迫していたとき、彼女は突然「痛い！」と言って身を縮ませたのである。何か腰痛の原因がないかと全神経を手のひらに集中していたためだろう、それが偶然にも現在の「つるた療法」と同じような手当ての作用を示したのである。

軽い施術を行っているのに、体が反応して「痛い」となるのは、何かが起こっている証拠である。実際、この施術を続けると彼女の腰と股関節の痛みは消えていった。こうして、腰痛や「股関節痛」の原因はここにあるのではないかと考えるようになったのである。

このことをきっかけに、私は「腸腰筋」という筋肉に関する文献や資料を集め、実際に腰痛や「股関節痛」の患者さんに手当てによる施術を試し、それらが「腸腰筋症候群」と呼べる障害グループであることを突き止めたわけである。

椎間板ヘルニアも変形性股関節症も、痛みの原因ではなかった。腰痛や「股関節痛」は、腸腰筋が痛いだけなのだ。たくさんの患者さんに接し、私はそのことを確信したのである。

手を当てるだけで、なぜ血液循環が飛躍的に良くなるのか

「つるた療法」は、患部（施術したいところ）に軽く手を当てるだけである。特に難しいテクニックがあるわけではなく、特別な超能力を使うわけでもない。限られた人ができる施術ではなく、誰にでもできると私は考えている。

ただし、やはり経験は必要だ。また、誰にでもできると言っても、上手な人と下手な人がいるのも確かだろう。それは「感覚」ということなのかもしれない。

よく「つるた療法は気功ですか」と聞かれるが、私自身気功がどういうものか詳しく知らないし、気功を習ったわけでもない。したがって「気功ではありません」としか答えられないが、もしかしたら似ているところがあるのかもしれない。

「つるた療法」の作用は、「血液循環が急激に良くなる」ということではないかと考えられる。考えられると言うのは、私にもはっきりわからないからだ。しかし施術を終えると、患者さんは冬なのに汗をかいていたり、「温泉から上がったときのような感じ」などと感想を言う。睡眠障害のある人が、施術を受けたあとはぐっすり眠れるようになるのも、お

そらく循環が良くなったせいだろう。

施術中に何かが起きているということは、「つるた療法」の施術者は感覚的にわかる。それは言葉にしにくいが、やはりなんらかのエネルギーのような感じである。施術を始めてしばらくすると、患者さんの体と施術者の手のひらで「エネルギーが行き来する」ような感覚が得られる。手を触れている部分の患者さんの体が、ものすごく熱く感じられるようになり、同時に施術者である私自身の内部も熱くなってくる。

先ほど「つるた療法は誰にでも行える」と言ったが、そのような状態になるためには、やはり施術者の「集中力」が必要なのだろうと思う。毎日毎日たくさんの患者さんに施術しているとわからなくなってしまうが、おそらく手のひらを通して患者さんの体から何かを得ようと、私自身がまっさらな状態になっているに違いない。それは治療だけに集中しているということなのだろう。

「血液循環が良くなることで、そんなに簡単に痛みが取れるのか」という質問もよく受ける。確かに、温泉をはじめ、血液循環を良くする方法はいろいろあるが、「つるた療法」のような劇的な効果は得られないだろう。

私は、その理由は、「つるた療法」だとピンポイントで腸腰筋「だけに」作用させることができるからではないかと考えている。手のひらのエネルギーのようなものが腸腰筋だけに作用するから、腸腰筋にたまった疲労物質（痛みの物質）の流れ、排出もフル回転になるのではないだろうか。その点で、施術者の集中というものが重要になってくるわけである。

しかし、それでも「つるた療法」は特別な才能とか生まれつきの特殊能力によって行うものではなく、人間なら誰でも持っている普通の力を利用しているだけである。この平凡な私が行っているのだから、それは確かだろう。

手のひらだけで手軽にできるのだから、治療院を経営している治療家だけではなく、一般の人も「つるた療法」を生活に取り入れて、症状（つまり蓄積した疲労による痛み）を少しずつでも軽くしていくことは、私はとてもよいことではないかと思う。

当院で開催しているセミナーも、もともとは患者さんを対象に、そのような目的で広まってくれればいいと願ってのことだった。実際にどこにでもおられる主婦の方がセミナーに参加し、「つるた療法」でご主人や子どもなどの腰痛や肩こりを改善させたりしている。その程度のことは誰にでもできるし、そうやって少しずつ毎日の疲労を回復させることは、痛みの予防のためにもとても大切なことだと思う。

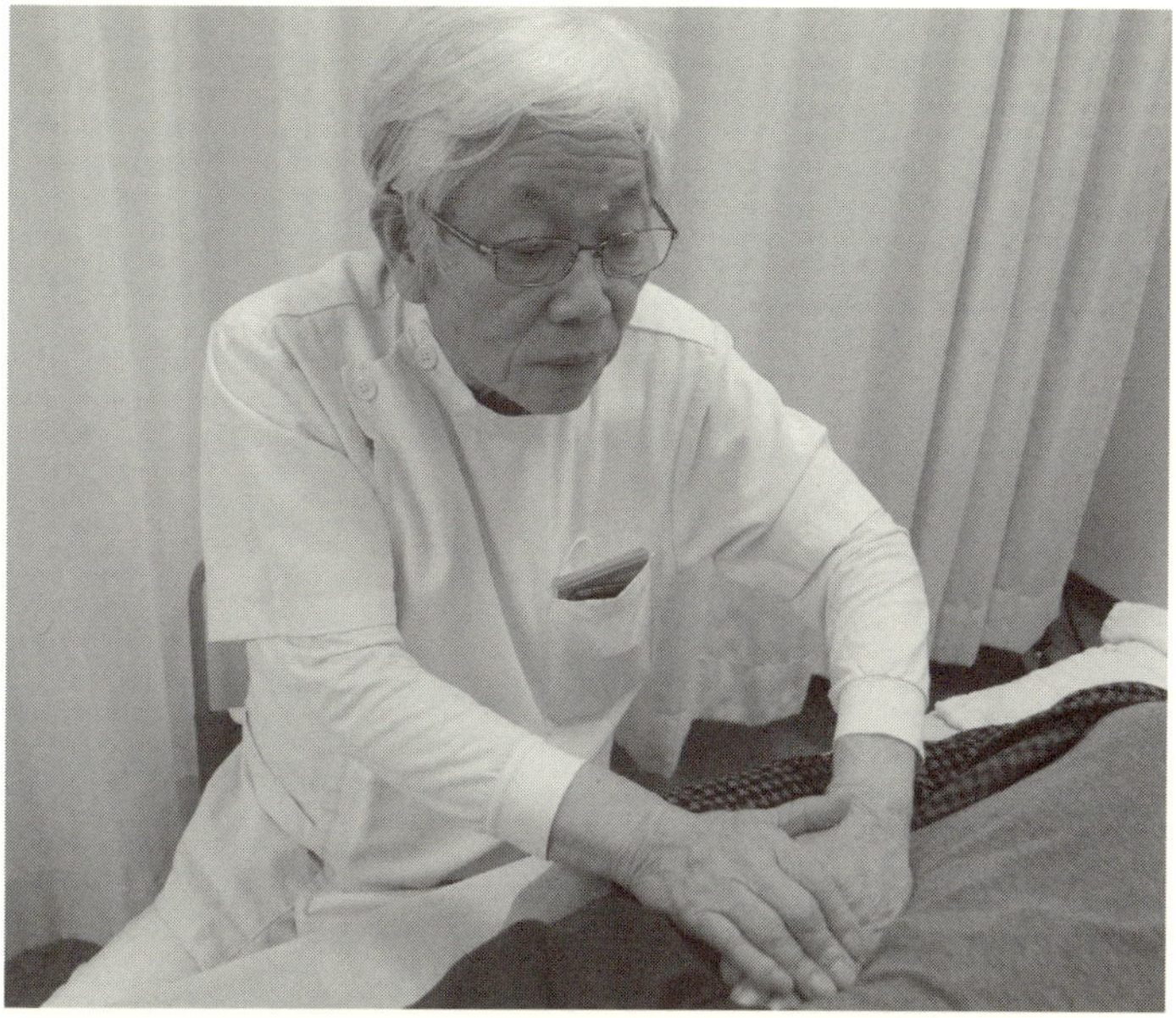

手を当てて意識を集中するとピンポイントで腸腰筋に作用する

ストレスに対処できなければ「痛みの治療」は完全ではない

ストレスがあると痛みは消えていかない

「痛み」は物質であるが、一方で非常に感覚的で個人的なものでもある。この点についてもじっくりと考えて施術していかないと、患者さんの痛みには対処しきれないことが、治療院を続けていてわかってきた。

特に精神的なストレスは、痛みに非常に深く関わっている。ストレスがあると、痛みはなかなかすっきりと消えていかないし、それまではただの慢性疲労だったものがストレスによってはっきりした痛みとなって現れ、ちょっとやそっとでは消えなくなってしまうこともある。あるいは、急なストレスによって、説明のつかないような痛みに襲われることさえあるのだ。

これは、私自身が経験している。治療院を開業して間もなく、まだ腸腰筋症候群も「つるた療法」も発見していなかったころのこと。あるときから夜中になると背中に激痛が走るようになった。それは耐えられないくらいの痛みで、一晩中ベッドで七転八倒していたようなことも何度かあった。当時私は仕事とは関係のないことで、ちょっとした問題を抱えていた。自分ではストレスとして自覚はしていなかったが、いま考えるとおそらくはそのことが背中の激痛につながっていたのだろう。

このように、ストレスによる痛みは本人が自覚していない場合が少なくない。どこかにぶつけたりひねったりして痛くしたときは、誰でも原因はわかっている。しかし、心の奥底にある自分でも意識していないようなストレス（あるいはトラウマ）が、まさかこのしつこい痛みを続けさせているとは、思いもよらないのである。

原因不明の腰痛にしても、ストレスが引きがねで起こっていることは少なくない。自分はストレスなど感じたこともないと豪語する男性でも、実は無意識のうちに精神的な圧迫を感じていて、それが痛みの原因になっていたりする。

「股関節痛」（実は腸腰筋の痛み）でも、施術したあとは痛みが軽くなるが、どうしてもぶり返してすっきりと改善しない患者さんもいる。腰痛や膝の痛みも同様であるが、このような場合は、患者さんの精神的な部分にも立ち入って対応していかなければ治すことはできないのである。

このように、ストレスがかぶっているために痛みがすっきりと取れない患者さんを数多く施術していくうちに、「つるた療法」で行う手当てがここでも活用できることがわかってきた。そして数多くの患者さんに施術を行ってきた結果、数年前から「つるた療法・ストレスコントロール法」として体系化することに成功している。

精神的な問題を抱えている人はとても多い。すべての人がそうだとも言えるのが現代という時代なのかもしれない。そうした中で「痛み」を取る施術を行ってしっかりと結果を出していくために、ストレスコントロール法はなくてはならないものになっている。

幸いなことに、ストレスコントロールは「つるた療法」の基本的な手当ての施術で比較的簡単に行うことができる。以下、概略を紹介しておこう。

ゆったりと気持ちがいい「ストレスコントロール法」

たとえば、ある患者さんが腰痛で来院したとしよう。たいていは腸腰筋症候群による腰痛である。そこで、いつものように腸腰筋に対する施術を行う。施術の手応えがあり、患者さんもとても気分が良くなり、痛みも軽くなった。

しかし、翌日にはもうそれまで同様の痛みがぶり返している。何度施術しても、同じように痛みは消えて、また再発する。精神的な要因によって痛みが取れないのかと考え、患者さんに訊ねてみても、最近ストレスとして特に思い当たるフシはないと言う。

このような場合、患者さんが気づかないところで精神的な圧迫があって、それによって痛みが出ている可能性を考える。そこで、ストレスコントロールを試してみるわけだ。

まず、患者さんにはリラックスして仰向けに寝て、両目を閉じてもらう。私は、患者さんのつぶった両目をおおうように両手のひらを当てる。次に、両手のひらを患者さんの左右のこめかみのほうへ移していく。

施術のやり方としては、それだけである。ただし、このストレスコントロールの最中に、私は患者さんにいろいろな質問をする。主に、そこに見えている色について訊ねるのである。面白いことに、その色の出具合に患者さんの心が現れてくることがわかったのである。知らず知らずに心の中で圧迫している内容が、特有の色となって出てくるのだ。

たとえば、多くの人は、子どものころの何かしらの精神的なストレスがトラウマになって現在にも残っているものである。ただ、それが表面に現れず、心の奥底にしまい込まれて日常生活を送っているのだ。ところが、そのトラウマが何かの拍子に潜在意識の中で動

ストレスコントロール法

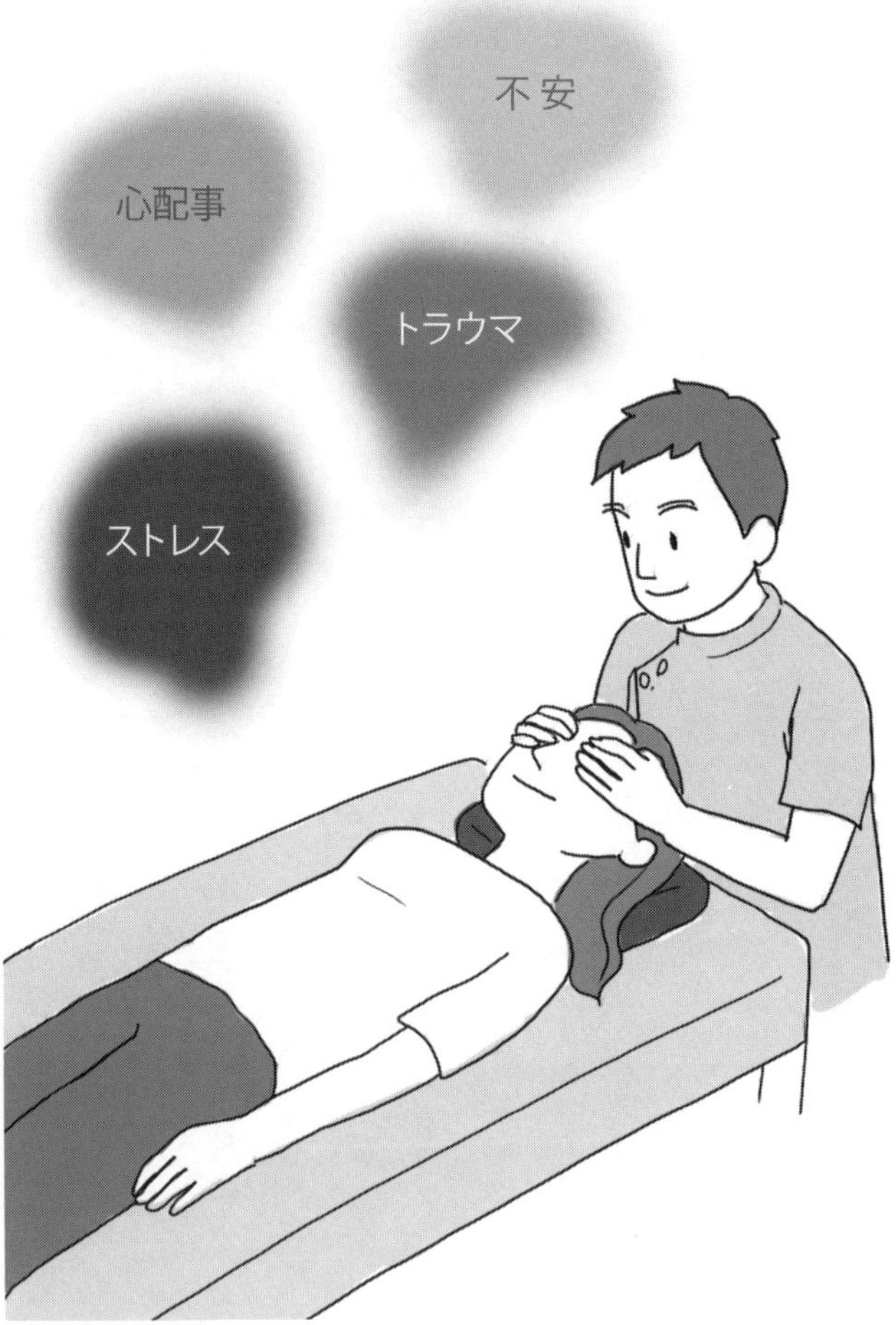

きはじめ、それが痛みになっていることもあるわけだ。

あるいは、いま現在抱えているストレスの状態もわかる。ストレスも痛みと一緒で、たとえ受けても回復できるように、人間の体はできているものだ。患者さんがその回復していく過程のどの部分にいるのかも、痛みには深く関係している。

それが、私が施術している最中の患者さんの色の見え方によって、かなり正確に判断できるようになった。これも、ストレスをかぶった数多くの患者さんに真剣に対応していく過程で、患者さんに教えていただいた方法なのである。

患者さんの中には、本当にうつ病の方もいる。当院に痛みの治療で来院して「私はうつ病です」とは言わないが、このような施術の過程でわかってしまう。そこで質問してみると、精神科に通っていて何種類も薬を飲んでいたりする。やたらに出される精神科の薬が、また別の意味で頭を混乱させて痛みを取れなくしているケースも非常に多い。

実は、うつ病の患者さんも、薬をやめてストレスコントロール法を行えば、確実に治癒していく。腰痛や「股関節痛」などをきっかけにして当院で施術を受け、うつ病まで治してしまった患者さんは数えきれないほどいる。そんな患者さんの口コミで、うつ病を治したいと、それだけで来院する患者さんも少なくないほどである。

脳内の血液循環が良くなれば、精神的ストレスによるトラブルも解決する

なぜこめかみの部分に手を当てるかというと、やはり血液循環を促すためである。頭蓋骨というのは23個の骨で構成されていて、その継ぎ目も一種の関節である。頭を包み込むように手のひらを当てると、エネルギーは頭蓋骨の関節の継ぎ目から脳の内部に入り込み、脳の血液循環が良くなる。脳細胞に血液がたっぷり流れるようになる。

ストレスコントロール法によって、ストレスによる痛みが治ったり、うつ病が治ったりする理由ははっきりとはわからない。しかし、やはりおそらくは脳への血液循環が改善して、脳神経が本来の機能を取り戻すからではないかと思う。

痛みが疲労物質から来ているように、ストレスによるトラブルやうつ病などのストレス性疾患も、脳内の物質の偏りが原因になっているに違いない。血液循環は、人間が本来の健康を保つために機能しているから（ホメオスタシス＝人間にもともと備わっている病気やケガを治す力）、血液がきちんと循環していれば脳内物質のアンバランスも自然の状態に戻るのではないか。私はそう考えている。

ただし、ストレスコントロール法は安全で簡単なとても良い施術であるが、すべての人に有効というわけではない。なかには、いくら行ってもストレスが取れない患者さんもいる。それは、患者さん自身がそもそも私の施術をまったく信用していないか、ストレスコントロール法について「そんなことをしても治らない」と思ってバカにしているような場合である。患者さんの心が半信半疑だと、脳への血流作用も上がらないのかもしれない。自己暗示的な面も、おそらくあるだろう。

ストレスコントロール法を実践していて面白いのは、施術中の患者さんの感覚的な反応がそれぞれ独特である点だ。大枠では同じ反応だが、細かい部分では、患者さんによってさまざまに異なった反応が出る。それを患者さんから問診し、患者さんの現在の状況と照らし合わせていくわけだ。

この患者さんごとの反応のデータをたくさん積み重ねていくと、また新しい類推ができるようになるかもしれない。さらに詳しい心理的な模様が、ストレスコントロール法によって明らかになってくるかもしれないと私は考えている。したがって、ストレスコントロール法は日々患者さんに行いつつ、いつも現在進行形で進化しているのである。

治療家というのは、このようにいつも神経を研ぎ澄まして患者さんの反応を観察し、小さな変化も見逃さないという姿勢を続けていかなければいけないと思う。その経験を積み重ねて、次の患者さんに応用していく。「患者さんに教わる」という謙虚な姿勢で、日々施術させていただくことが大切なのである。

症例

「股関節痛」で手術を回避、しかしうつ病だった

●強い痛みと、歩けなくなることへの恐怖と

長野県長野市在住の井上佐代子さん（仮名・44歳）は、6年ほど前から右の股関節から腿にかけて痛みを感じるようになり、近くの総合病院の整形外科を受診した。

診断は「変形性股関節症」で、手術が必要とのことだった。

ただし、まだ若いので人工関節はできれば避けたい。人工関節の耐用年数は10～15年と言われているので、30代後半で置換手術を受けると、いずれ50代はじめには再手術になってしまうのである。というわけで、井上さんの主治医は「骨切り術」を勧めた。

しかし井上さんは手術を拒否し、リハビリを行いながら様子を見ていくことを選択した。リハビリは、体幹を鍛えるような筋トレが多かったという。

ところが1年ほど前から痛みが強くなり、跛行するようになってしまった。やがて反対側の左の股関節にも痛みが出るようになった。

主治医は「このまま放置していれば間もなく歩けなくなる」と言って、東京の病院で人工股関節の手術を受けるように勧めた。

井上さんはどうしても手術はしたくなかったが、お母さんや会社の人たちからくり返し「そんなに痛いんだから人工関節にしたほうがいいよ」と言われていた。ご自身もずっと迷っていたが、痛みのひどさと「歩けなくなること」の恐ろしさからついに決心して、人工股関節の手術を前提に、東京の病院に月に一度の通院を始めたのだという。

そんなときに、お母さんが私の本を見つけた。

●大学病院の医師に「手術はしません！」

お母さんから当院に予約の電話があり、二人で来院された。井上さんは杖をついて、つらそうだった。歩幅が小さく、右足をひきずるように歩く。調べてみると、右の腸腰筋が硬直していることがわかった。入念に施術したあとで訊ねると、井上さんは「いつもの痛みが10だとすると、8くらいまで下がった」ということだった。

その日は、そのまま自宅まで帰られた。

2回目は一泊でゆっくり来院された。その段階でかなり良くなっていたようで、施術のあとは「完全に痛みが消えました」と喜んでいた。

ところが、くり返し述べているように、施術によって痛みが消えると、患者さんは痛みが消えて自由に動けることが嬉しくなり、ついつい動きすぎてしまう。井上さんも2回目の施術のあと、お母さんと一緒に湘南地方にあるショッピングモールを歩き回って、再び痛みがぶり返してしまった。痛みは消えたし「せっかく来たのだから」と、ホテルに帰る前に寄ってしまったのだそうだ。

翌日も施術のために来院し、お母さんがそのことを話してくれた。2回目の施術で、とりあえずそのときの痛みは治まった。そして今度こそ用心して、きちんと杖をついて長野へ帰られたのである。

そこまでの経験で、井上さんは「手術は必要ない。痛みはコントロールできる」ということを理解したのだろう。大学病院の担当医に「手術はしません」とはっきり言ったらしい。医師は驚いて「でも、半年に一回ぐらいずつ来てくださいよ」と言ったが、井上さんは断ったそうである。

●うつ病が治ると跛行も治った？

2回目の来院のあと長野市の家に帰ってから、井上さんにはまだ跛行は残っていたし、少し歩きすぎると痛みが出ることはあったが、日常生活は問題なく過ごせていたという。ところが、3回目に来たとき、井上さんの新たな問題がわかった。彼女はうつ病だったのである。

よくよく聞いてみると、井上さんはもう何年も前から心療内科にかかっていて、そのときは5種類もの薬を飲んでいた。そこには統合失調症の薬まで含まれていた。

私は、井上さんは完全なうつ病ではない、という感触を持った。人間、うつ的な状態に陥ることは誰でもあるものだが、そういうときに精神科で悩みを話すと、うつ病の薬が処方されてしまう。それで、うつ病になってしまう（させられてしまう？）。そうなると、あとは薬が増えるばかりである。

私は、井上さんの症状は単純なストレス反応の結果だろうと思ったので（それは手当て療法の反応によって理解できる）、前述のストレスコントロールの施術を行った。

ストレスコントロールの施術のあと「何かあったね」と聞くと、井上さんは黙ってうなずいた。お母さんが私に耳打ちするように「失恋なんです」と伝えてくれた。井上さんは予定していた結婚が破談となって、それから「股関節痛」がひどくなっていったというのである。

ストレスコントロールの施術も、多くの人に良い結果をもたらす。うつ病も、比較的簡単に解消する。井上さんは薬をやめることができた。

すると、どうだろう。井上さんの跛行は治ってしまったのである。

おそらく、強い精神薬の副作用で歩行が悪化していたのだろう。薬のせいで跛行していたのだ。いまは、薬も痛みもない普通の生活を快活に送られている。

ただの腸腰筋の疲労、失恋の心痛が、なぜ病院にかかるとこのような大げさなことになってしまうのだろうか。あらためて疑問に思わざるをえなかった。

第4章

医療界・治療界で注目されてきた「腸腰筋症候群」

登場したときは孤立無援だった「腸腰筋症候群」

地方の一治療家が整形外科医療の大きな矛盾に気づいた

前述のように、私はある患者さんをきっかけに、腰痛も「股関節痛」も腸腰筋の筋肉痛にすぎないという「事実」を発見した。原因をまったくカン違いしているのだから、その治療によって痛みが治るわけがない。

腰痛や「股関節痛」の手術もまったく意味のないもので、いままで腰痛や「股関節痛」が治っていたのはほとんどが自然治癒だったのである。

そして私は、その腸腰筋症候群を改善するための療術法を開発した。それがいま「つるた療法」と名づけて全国に広まりつつある方法である。

たくさんの患者さんに対処する中で腸腰筋症候群という考え方が正しいことを確信したとき、私は大変興奮した。なぜなら、もしも私が言っていることが正しければ、腰痛や「股関節痛」に対する整形外科医の診断はすべて（と言っていいほどほとんど）誤診になってしまうからだ。その誤診に沿って行われている椎間板ヘルニアや人工股関節などの手術も、当然ながら「まったく意味のない間違った手術」ということになる。

私自身、何度もまさかとは思ったが、腰痛や「股関節痛」を抱えて手術を勧められている患者さんでさえ、私の見立てで行う施術によって痛みが改善し、手術などしなくても生活できるようになるのだ。それは整形外科医が名づけた病気が治ったということではないが、痛みはほとんどすべて改善していく、それは間違いない。患者さんは痛みがなく生活できれば、それで十分なのである。

ということは、整形外科医の判断よりも私の判断のほうが正しいということだろう。私の行っている施術が、痛みの根本原因をなくしているということの証拠だろう。

この問題の結論は、「整形外科医も正しければ私も正しい」などという曖昧なところには決して落ち着かない。なぜなら、私が主張している論理は整形外科医の判断と治療を完全に否定しているからだ。どちらかが正しくて、どちらかが間違っているのである。どちらかの言っていることが、完全にウソなのである。

腰痛や「股関節痛」を抱えたたくさんの患者さんたちが出した答えは、「私のほうが正しい」ということだと私は確信している。

私は本場アメリカはもちろん世界的に行われている「人工股関節手術」を完全に否定しているのだから、これは大変なことなのである。

出版を機に、患者さんが殺到した

私は、人工股関節手術を受けても痛みが取れず、跛行して当院にやって来る患者さんが気の毒でならなかった。義憤にかられた私は2007年に最初の著書を出版し、私が知っている「事実」を世の中に訴えたのである。

しかし、私の原稿は出版社の自己規制によって整形外科を批判する過激な内容がほとんど削られ、主張する表現もトーンが抑えられ、結局は言いたいことの半分も言えていない中途半端なものになってしまった。ほとんど売れることもなかった。

その後、腸腰筋症候群について取り上げたいという健康雑誌も現れたが、取材が進むうちに編集部と内容面でもめるようになった。やはり整形外科を否定するような内容はすべてカットされ、当たり障りのない毒にも薬にもならないような記事になりそうだった。それはあまりにも私の考えとかけ離れていたので、締切り間近という段階ではあったが、私はすべて御破算にしてしまったのである。

私の考える腸腰筋症候群と世の中の間には、まだまだ大きな溝があった。

それでも少しずつ私の腸腰筋症候群という考えが浸透しはじめたのは、当の患者さんたちのおかげだったと思う。私の著作第2弾（『腰・膝・股関節の痛みは、「手術なし」で消える！』２００９年）と第3弾（『「手術なし」で股関節の痛みは治る！』２０１２年）は歯に衣を着せぬ大胆な表現で切り込んだもので、この2冊の本を読んだ全国の患者さんたちが、救いを求めて当院に来院するようになったのである。特に「股関節痛」に悩む患者さんは、この2冊目、3冊目の出版によって大幅に増えた。

それでも、私を含めて3～4名のスタッフで行っている当治療院で対応できる患者さんの数は、全体からみればタカが知れている。

腸腰筋症候群はいちおう全国区になったとはいえ、きわめて限られた患者さんとその周辺でしか知られることはなかった。

やはり実際の痛みを知り、その痛みが消えた事実を知る患者さん以外の人にとって、現代医学の整形外科学が推奨する先端医療を真っ向から否定し、さらに楯突くような私の考えは、とても受け入れられるものではなかったのだろう。権威ある整形外科学と茅ヶ崎で開業する治療院を比べれば、それも無理はないのかもしれない。

しかし当院には、人工股関節の手術を宣告された患者さんや、もう手術の予定を組んでしまった患者さんが、全国からさらに多数来院するようになっていった。そして、そのほとんどすべてが痛みから解放されて手術を回避していた。

くり返すが、これは本当に大変な「事実」なのである。しかし整形外科の関連学会は、この地方の治療家が残した結果を無視し続けている。当たり前と言えば当たり前なのかもしれないが、全体で見れば状況は何一つ変わらなかったのである。

すべての整形外科医が私の存在、あるいは腸腰筋症候群という考え方と治療法、およびその成果について「知らない」ということは、私はありえないと考えている。それはいろいろなところで、患者さんを通して整形外科医に伝わっているはずだからである。

たとえば、こんな患者さんが来院したことがある。

症例 主治医に私の本を見せて議論した患者さん

60代後半の安藤由美子さん（仮名）は股関節の痛みで整形外科を受診し、「変形性股関節症」と診断され、人工股関節手術を勧められた。主治医はそれまでに１００例くらい人工股関節置換術を経験している権威だった。その先生に「人工股関節にするしか方法はない」と言われ、安藤さんは手術を決心した。

ところが、そのあとで安藤さんはたまたま書店で私の3冊目の本『「手術なし」で股関節の痛みは治る！』を見つけ、購入して読んだ。すると、そこには「骨には神経がないから股関節の痛みは骨とは関係ない。股関節の痛みは、実は腸腰筋という筋肉の痛みであるから人工股関節の手術は意味がない」と書いてあった。

安藤さんはびっくりして、「このまま手術を受けたら大変なことになるかもしれない」と考えた。そして勇気のあることに、次の診察のときにその私の本を持って行き、主治医に見せ、こう訊ねたというのである。

「先生、この本に『骨には神経がない』と書いてありますが本当ですか」

主治医は「確かに骨には神経はない」と言ったそうだ。安藤さんは「じゃあ、私のここ（脚の付け根）は、どこが痛んでいるんですか？」と訊ねた。すると主治医は「股関節には神経はありません。だけど、骨膜には神経が行っているから、そこが痛むのです」と答えたという。

安藤さんは納得が行かず、さらに「どうして痛いんですか?」と訊ねると、「変形性股関節症によって軟骨がすり減ってしまって、関節同士がぶつかり合うから痛いんだ」という説明だった。安藤さんは疑いが晴れず、「人工股関節手術、本当に必要なんですか?」と、そこまで言ってしまったらしい。

確かに、骨の表面の骨膜には神経がある。向こう脛を固いものにぶつければ、しゃがみこむほど痛む。しかし骨の関節面には、そのような神経はない。骨を外からぶつければ骨膜が痛いけれども、関節内のトラブルで骨がぶつかるようになっても痛みが起こることはない。

主治医は安藤さんが執拗に反論してくることに呆れ、こう言ったそうである。

「それなら、その人のところへ行って治してもらいなさい。うちではもう診れませんよ」

こうして安藤さんは、当院に来たわけである。

診れば、やはり何のことはない、腸腰筋症候群である。しかも大腰筋のちょっとした疲労、硬直である。当院に来る患者さんの中でも軽いほうで、3回ほどの施術で痛みは完全になくなった。

1週間前に私の本を見つけていなかったら、安藤さんはいまごろ決して安くない費用を払って手術を受け、一生解決できない障害を負ってしまうところだった。そういう患者さんが、全国に毎年5万人ずついるのである。

一部の整形外科医が注目しはじめた

腸腰筋症候群を前提に治療を行っている整形外科医

整形外科の医療を患者さん本位のものに変えるために、最も力になるのが、患者さん自身だと思う。いちばんわかりやすい「生き証人」であるからだ。

いま紹介した安藤さんのような患者さんが増えて、「人工股関節手術なんかいらない」という声がたくさん上がるようになり、それが少しでも一般の健康常識に近づいてくれば、いかに権威のある医療もみずから変わらざるをえないだろう。

「股関節痛」の原因が腸腰筋であることを整形外科が科学的に検証し、それを治療に取り入れることは、遠い未来のことだろうと私は考えていた。しかし、最近は患者さんの声が届きつつあるのか、医療側もわずかではあるが腸腰筋症候群について興味を示し始める徴候が見えてきた。その典型的と言えるような事例を次に紹介したいと思う。

それは、スポーツ医学の専門誌『Sportsmedicine』（２０１４年 №．１５９）に掲載された「腸腰筋を診る　腰、股関節、下肢の痛みとの関連で」という特集記事である。

２名の著名な整形外科医に対するインタビュー形式でまとめられているが、症例データなどがたくさんの写真や図で紹介されており、論文のようにしっかりした内容になっている。そのテーマが腸腰筋であり「腸腰筋症候群」という表現さえ出てくるので、私は大変驚き、興味深く勉強させていただいたのであった。

登場する一人目の整形外科医は、愛知県豊橋市で整形外科医院を開業されている太田邦昭先生である（太田整形外科院長）。太田先生は２００６〜２００７年ごろから腸腰筋に着目し、原因不明の腰痛などを示す患者さんに対して腸腰筋のストレッチや腸腰筋トリガーポイントへの注射、姿勢矯正体操などを行って効果をあげているという。

記事では、その実践的な取り組みが詳しく説明されている。

私も腸腰筋については文献を探しまくって勉強したが、そもそも腸腰筋のトラブルで腰痛や「股関節痛」などのさまざまな痛みが起こるということ（つまり腸腰筋症候群）については整形外科の教科書にも載っていない。文献を探すところでも苦労した記憶がある。

つまり整形外科学としては、ほとんど扱っていないものなのである（腸腰筋が「病的な萎縮を起こしやすい筋肉である」ということは、解剖学の教科書に出ているという）。

そのような状況で太田先生は、開業医師として、患者さんに対応しながら腸腰筋に着目し、手術に頼らない独自の治療で成果をあげられているのである。それは患者さん本位の治療を目指した結果であるに相違なく、患者さんの顔を見ればすぐに「人工関節を」と営業マンのように勧める医師とは大違いだと思う。

腸腰筋症候群が整形外科の権威に認められた

腸腰筋症候群に注目しているもう一人の整形外科医は、愛知医科大学名誉教授・丹羽滋郎先生である。

丹羽先生は、２０１４年1月に第2版が出版された『メディカルストレッチング』（金原出版）の中で「腸腰筋症候群」について述べられているという。前掲した雑誌の特集記事には、太田先生と共同研究をされている丹羽教授のインタビュー式論文も掲載されている。冒頭部分を引用させていただこう。

「私は『メディカルストレッチング』（第2版、２０１４）では、あえて腸腰筋症候群を「原因不明な股関節痛」という書き方をしました。（中略）一般的な医学の教科書には腸腰筋自体のことはほとんど書かれていません。それは誰も股関節痛が、腸腰筋に原因がある場合があることに気づいていなかったからです」

これは、まさに私が前著3冊と本書で主張してきたこと、そのものである。丹羽教授は、さらに次のように続ける。

「今は、X線写真のほかにMRIやCTなどがありますが、その画像診断では整形外科医は骨に注目しがちで、骨のX線写真では筋肉ははっきりと写りませんから、どうしても腸腰筋が原因かもしれないという考えが浮かびにくいということがあると思います」

これも私の主張とまったく同じである。

記事ではこのあと、「股関節痛」によって人工関節の手術を検討しているある患者さんを例に、腸腰筋症候群がいかに股関節に悪影響を及ぼすのかがわかりやすく紹介され、さらにその対処法（治療法）として腸腰筋トリガーポイント（強い圧痛のある部分）への局所注射の方法も述べられている。

症例の患者さんは「股関節痛」のために跛行していたが、治療が終わってニコニコしながら帰宅したし、痛みがなくなったことで手術の適応もなくなったという。つまり、手術を回避できたのである。

私は整形外科医ではないので、トリガーポイントへの注射によって腸腰筋の緊張を取るという方法には必ずしも賛成できない。しかし、丹羽教授や太田先生が腸腰筋症候群（腸腰筋による「股関節痛」）の存在を認め、「股関節痛」の患者さんができるだけ人工股関節手術をしなくて済むように臨床研究に取り組んでおられることに対しては、大いに称賛したいところである。とにかく手術を勧めるのではなく、まずは保存的療法によって自然回復を目指していく、それが医師として当たり前の姿勢だと思うからだ。

医療関係者と思われる患者さんの来院も多い

当院にはさまざまな患者さんが来院されるが、医療関係者も少なくない。看護師さんや検査技師の方は「自分はそういう仕事をしています」とはっきり言ってくれるし、なかには「実情はわかっていますから整形外科では治療しません」と言う人までいる。

しかし、医師と思われる患者さんは、ご自身の職業をはっきりとは言わないことが多い。

立場上、やはり言いにくいのだろう。それでも来院されるということは、本音では人工関節手術を受けたくない、もしくは原因が股関節にはないことがわかっている、ということなのかもしれない。

次に紹介するのは、私の仕事を積極的に支持してくれる、おそらく整形外科の先生と思われる女性の例である。

症例 東北地方から来院した元整形外科医

●患者として来院した整形外科医のつぶやき

東北地方から来院された鈴木和子さん（仮名・70代）は「股関節痛」で悩んでいた。たまたま私の本を書店で見つけ、わざわざやって来た。それから月に一度くらいの割合で、ずっと来院されている。この方が、実は元整形外科医だったようなのである。

当院では、私の施術に入る前に、ほかのスタッフが問診をしながら体をほぐしていく。その会話を私はちらちらと耳に入れながら、ほかの患者さんの施術を行っていく。次の患者さんの予備知識を、そうやって得ているわけだ。スタッフのほぐしが終わったら、その問診の内容を参考に、私が本格的に手当て療法を行う。

鈴木さんのお話は、言葉も内容もしっかりしていて、ときどき医学的な専門用語も出てくる。専門的な薬の名前なども、パッと出てくる。東大医学部や名古屋大学医学部の話などもして、さかんに医学部の批判をされていた。どうやら以前は、中部地方の国立大学の整形外科医だったようだ。その鈴木さんが、私にこんな話をされた。

「先生が主張されている腸腰筋症候群は、整形外科学が教え、治療方法として実践していることの真逆の説です。でも、先生の治療で手術しないで股関節痛が治った患者さんが全国のあちらこちらにいて話題になっていますね。私も、その一人です。あちこちから確実に火がついてきていますから、これはもはや消すことはできないでしょう。遅かれ早かれ、燎原の火になると思います。そうなったら、もう間に合わないでしょうね。国家賠償の騒ぎになるかもしれません」

そのように言った。そして最後に「困りましたね」と付け加えたのである。

私が「どうして困るのですか」と聞くと、少し考えてから「私、その火を消さなければいけない立場なんですよ」と言うのである。「いまの（人工股関節手術の）流れは、もうわれわれには止めることができません。国もそうだと思います」とも言っていた。

整形外科医として長年、患者さんを診てきた自分が、いま治療院で整形外科の治療を否定する施術を受けている。その矛盾に耐えられず、ついついこのような言葉が出てしまったのかもしれない。

●人工股関節手術が無意味であることを知っていた

この元女医先生（?）は、当院に来る前に自分の「股関節痛」（変形性股関節症）に対して「骨髄ドレナージ法」という治療を行っていたようである。これは、骨盤と大腿骨に穴をあけて古い骨髄と関節液を取り出す治療である。骨の内部の圧力を下げて痛みを軽くさせるわけだが、やはり対症療法である。

おそらく人工股関節手術の意味がないことは、以前から理解されていたのだろう。しかし、骨髄ドレナージを受けても痛みは軽くならなかった。どうすればよいのかを考えたとき、私の療法しかないと理解して治療に訪れたのであった。

痛みの原因は腸腰筋なのだから、ここをゆるめることによって痛みは当たり前のように軽くなる。鈴木さんは初めて痛みが軽くなったことに感激し、それからくり返し来院するようになったのである。ところが、私が興味をもって質問をしたのがいけなかったのか、あるときから急に態度を硬くしてしまった。

「本などは読んだことはありません。燎原の火だなんて、言った覚えはありません。私は整形外科の医師ではないです」

というように、前に述べたことをかたくなに否定するようになったのである。それからしばらくは来院しなくなってしまったが、１年ほどしてまた施術に訪れた。もうご高齢なので、腸腰筋を定期的に調整しないと少し痛むようである。

鈴木さんはいまでは医師としての顔は見せてくれないが、私の施術を信頼していただいていることは間違いないと思っている。

症例　泣きだした38歳の女医の先生

こんな患者さんが見えたこともある。

飯田孝子さん（仮名・38歳）は、最初に来院したときに「医局に勤めています」と言っていたので、やはりドクターなのだろう。「股関節痛」を訴えて来院したが、前半のほぐしを終えて私が治療に入ったときに、急に「痛い」と言い出した。

つるた療法では、施術者が集中して治療していくと患部が一時的に痛むことがある。これは、筋肉にたまった疲労物質、痛みの物質が流れ出すときに一時的に現れる現象である。しかし、飯田さんは自分で太腿の外側（大転子＝51ページ参照）に手を当てて「このあたりが痛い」と言い、私はそこに軽く手を当てて触診しただけである。この段階でその場所から強い痛みが出ることはありえない。

私は「痛いですか？　どうしてだろう、痛いわけはないんだけど」と続けていると、やがて飯田さんは泣きだしてしまった。涙をポロポロ流して、施術の最後まで泣いていた。それはどう見ても、痛みに耐えているというより、何か悲しい思いがよみがえっているような感じだった。

医学部への批判はいつもあるし、そこで働いているドクターにとっても自己矛盾を感じるような出来事は珍しくないのだろう。大学病院で働くエリート医師も、さまざまなストレスにさらされているのである。

施術後は痛みも消え、2回目の来院を最後に飯田さんは来なくなった。もしかしたら飯田さんは整形外科医で、当院で「股関節痛」の原因は腸腰筋であるということを自らの体で確かめに来たのかもしれない、とも思った。

症例

医師からの紹介状を持って来院した患者さん

千葉県銚子市から来た間宮友恵さん（仮名・79歳）は、かかりつけ医（内科医）からの紹介状を持って来院した。

当院は病院ではなく、私は医師ではないが、医師が書いた紹介状を持って来院する患者さんは決して珍しいことではない。患者さんが私の本を持って、こういうことが書いてあると医師の意見を聞くケースは意外に多いのかもしれない。良心的な医師は、自分の所見と「患者さんが鶴田先生の治療を受けたがっています」という言葉を紹介状につづって持たせてくれるのである。

さて、間宮さんの症状は「股関節痛」だった。しかし、話を聞いていると最初から普通の患者さんと少し違うところが感じられた。間宮さんの受け答えはとても慎重で、いろいろ訊ねてもどうにも要領を得ないのである。

患者さんというのは、普通はなんとか痛みを取ってもらいたいと思って来院しているのだから、こちらの質問に対しても一生懸命にきちんと答えてくれる。それ以上に、自分の言いたいことを話してくる。しかし間宮さんは、質問に対して少し時間を置いて考えてから、なんとなく曖昧に答える。「これは話しても大丈夫かどうか」を考えてから答えているようにも感じられた。そして無駄なことは言わないのである。

経験的に言って、このようなタイプは同業者か医療関係者である。その話し方や内容から、間宮さんはおそらく医療関係者だろうと私は思った。

施術の結果、「股関節痛」は軽くなり、間宮さんは2週間後にも来院した。このとき私はわざと「医療関係の方ですね」と、冗談めかして言ってみた。すると急に「あはは」と大きな声で笑い、その質問には答えてくれなかった。

このとき次回3回目の予約をして帰られたが、後日息子さんから電話がかかってきて予約が取り消しになった。「悪いほうは痛みが取れたのだけれど、反対側の股関節が外れそうなので、手術します」ということだった。

当院で施術したほうは治ったが、反対側が悪いので手術をする。それはどうにも奇妙な理由だと思った。おそらく、なんらかの理由で予約を取り消したかったのだろう。「手術します」というのは、その口実だったのではないだろうか。

治療家の世界でも広がりつつある「つるた療法」

治療の対象となってきた腸腰筋

腸腰筋というインナーマッスルは、10年以上前はほとんど知られていなかった。最初に注目したのは、陸上競技などのスポーツ界だったと思う。腹の内部から太股を引き上げる筋肉なので、短距離のスプリントが必要な競技には、腸腰筋の柔軟性やバネがとても重要であることがわかってきたからだ。

しかしスポーツ障害の世界では、現在も腸腰筋症候群は注目されていない。

また、整形外科をはじめとする医療界においても、腸腰筋などという筋肉は解剖学の時間にほんの少し顔を出すだけの存在でしかなかった。いまもそうである。

私が、腸腰筋が腰痛や「股関節痛」の原因であることを突き止めたのは10年以上も前のことになるが、そのころはインターネットで「腸腰筋」を検索してもほとんどヒットしなかったものである。治療家の先生方でさえ、この筋肉を問題にする人はまったくと言っていいほどいなかったのだ。

それもこれも、やはり腸腰筋が私たちの感覚に触れることのない、体の深部に存在している筋肉だからなのだろう。触ることができないし、物理的な力を与えることもほぼ不可能である。手技を行う治療家にとってそれは、存在していないのと同じことになってしまうのだ。

ところが、私の影響なのかどうかはわからないが、現在では腰痛や「股関節痛」等々の治療で腸腰筋にアプローチする治療家はかなり増えてきている。

中医師が「つるた療法」のセミナーに参加

波多野勝彦先生という中医師をご存じだろうか。若いころから300本以上も作品を発表している記録映画の名監督であるが、還暦を過ぎてから医療を勉強されはじめ、現在は中医学の研究者としてもよく知られている。

波多野先生が医療の世界に飛び込んだのは、これだけ医学が発達したのになぜ病人が増えているのだろう、という素朴な疑問からだった。その理由を波多野先生は、現在の医療には「どうして病気になったのか」という「病因学」がないからだと言う。結果ばかり見て病気を治そうとして、真の原因を見ようとしない。だから、医療機関にかかればかかるほど健康が損なわれる、と言う。

これはまさに、「変形性股関節症という結果ばかり見て、真の原因である腸腰筋を見ない、だから間違った人工股関節手術が行われている」という私の主張とまったく同じではないだろうか。

波多野先生は、人間の自然治癒力（ホメオスタシス）を重視することが医療の基本であり、そのために食事、呼吸、運動、そして心の在り方をできるだけ本来の自然のものに戻すことが必要だと訴える。医療は、その人間に備わった自然をジャマしているというわけである。

その通りだと思う。興味のある方は波多野先生の近著『すべての病気は自分で防げる！』（マガジンランド　2010年）を読まれるといいだろう。医療機関にばかり頼らず、自分の生活で健康を維持していく基本的な方法が述べられている。

この波多野先生が私の考えに共鳴し、当院で実施している「つるた療法」のセミナー（後述）に参加された。このとき波多野先生は私の3冊目の本『「手術なし」で股関節の痛みは治る！』を購入され、「4回読んだ！」と言っていただいた。セミナー後にご自身で「つるた療法」を実践されるようになったが、もっと上達したいということで、その後、再びセミナーに参加されている。

波多野先生のように、私とは別の分野の専門家でありながら基本的な理念が同じで、私の考えに共鳴していただける先生は全国にたくさんおられるはずだ。しかし、それを統合して一つの力（権威）にしていくことは、われわれには困難である。間違った医療常識をくつがえすのは、並大抵のことではないのである。

「つるた療法普及協会」の設立

「つるた療法」は、手のひらを体に当てるだけのいわゆる「手当て療法」である。特に技術が必要なわけではなく、誰にでもできる施術法だと私自身は思っている。経験は施術効果に大きな影響を与えることは間違いないが、治療業界でもてはやされているような「特別な手技」というわけでは決してない。

だからプロの治療家ではなくても、いちおうのやり方を覚えておけば家族の腰痛、「股関節痛」、肩こり、膝痛（膝痛は原因となっている筋肉を判断するのは難しいが）など、体の痛みを軽くすることができる。また、当院で施術を行って痛みが軽くなったあとで、再発防止のために自宅で継続して施術できることは非常に良いことである。

そういうことから当院では、8年ほど前から「つるた療法」の実践的な施術を学ぶセミナーを定期的に行ってきた。

当初は、いま述べたような理由から、当院で治療した患者さんを対象にした、ごく小規模な教室だった。しかし2冊目、3冊目の本が出て「つるた療法」の成果がより多くの人に知られるようになると、全国の治療家の先生から少しずつセミナーへの参加希望の声があがり始めた。現在では、常時十数名いるセミナー受講者の半分以上はプロの治療家、もしくは今後その道を歩もうと考えている人たちである。

卒業生の中にはくり返しセミナーに参加し、いまや受講者でありながら、講師として新しく参加した受講者に補足説明をしてくれる人も何人か出てきている。

このセミナーを受けて、実際に自分の治療院で「つるた療法」を実践するようになった治療家の先生も現れてきた。こうして当院のサテライトとなるような治療院が全国に少しずつ増えてくれれば、必要のない人工股関節手術を受けなくても「股関節痛」から解放され

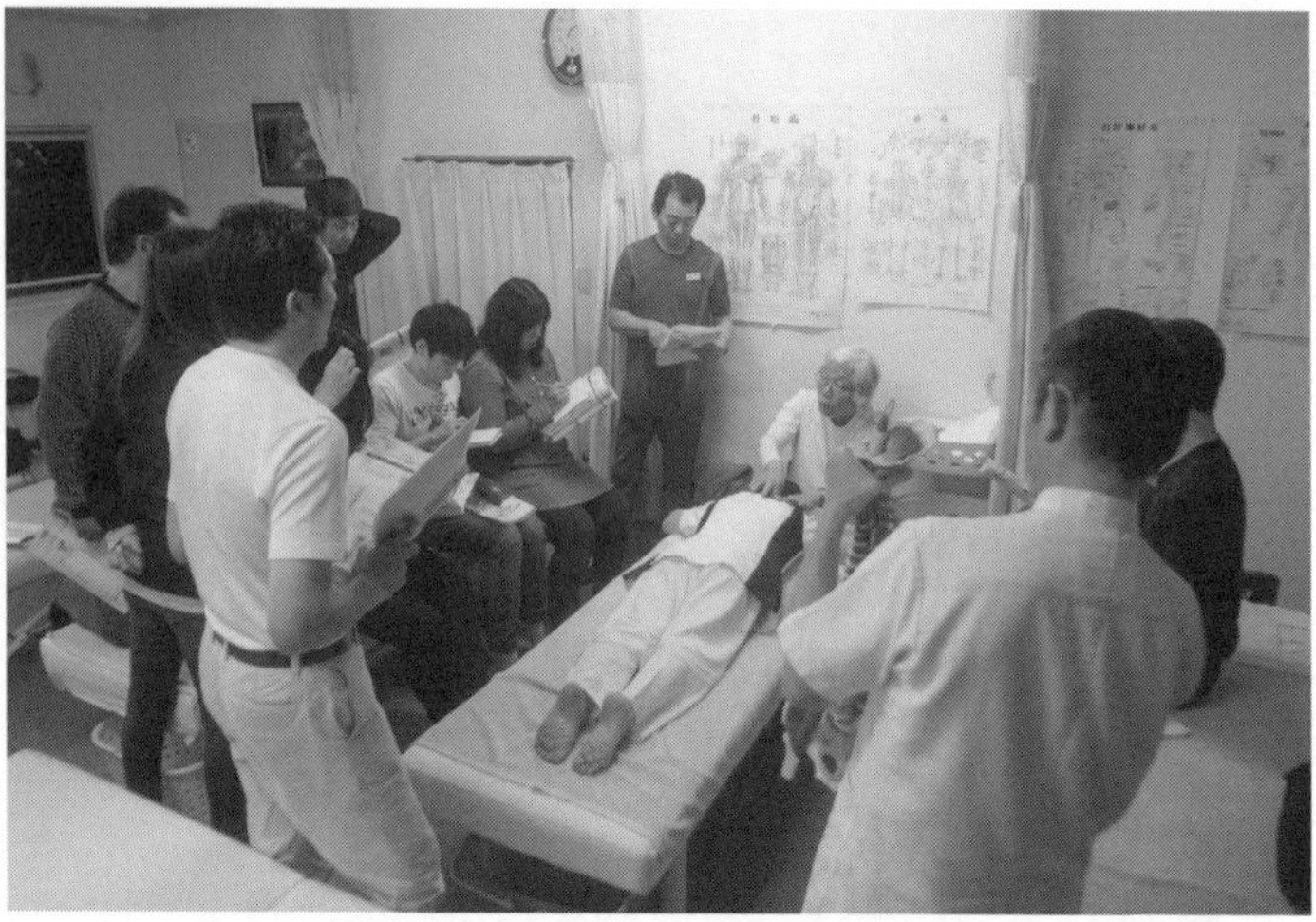

熱心にメモをとるセミナーの参加者たち

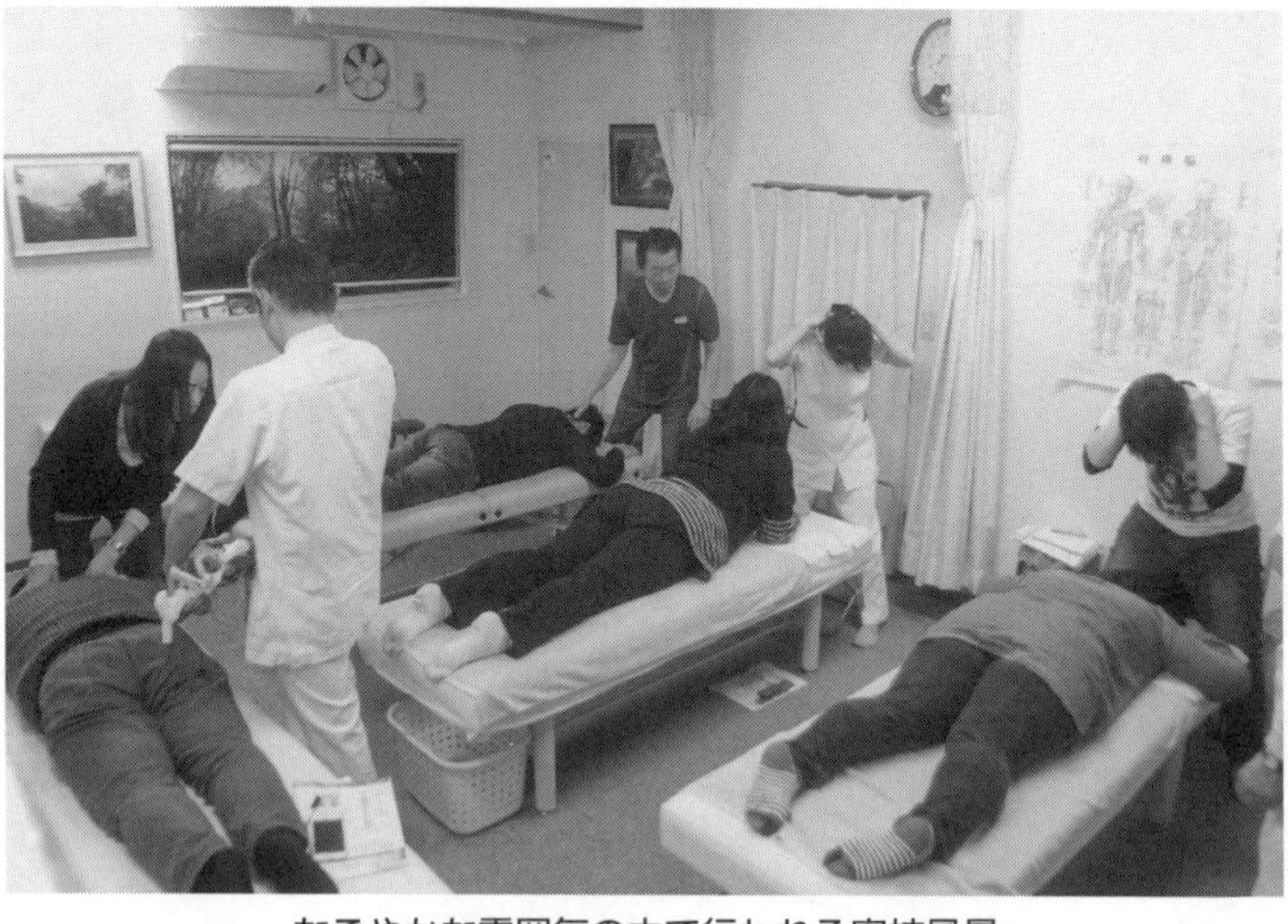

なごやかな雰囲気の中で行われる実技風景

る人の数はそれだけ多くなるだろう。遠いところから宿泊までして当院にやって来なくても、少し近いところで同じ施術が受けられる、という患者さんも増えるだろう。

そうしたことから私は、セミナーを卒業した治療家の先生方を対象に「つるた療法普及協会」を設立した。

「つるた療法普及協会」は、当院が開催しているセミナーを修了した人で、①定期的に行われる研修会に参加する、②それぞれの治療院で「つるた療法」を行う、③そのことを積極的に告知するという3点に同意すれば、誰でも会員になることができる。入会金・会費は必要ない。

会員になれば、①患者さんに対する施術法などについて私に電話等で相談できる、②患者さんの地域的な都合にあわせて会員相互で患者さんを紹介しあうことができる、③施術テクニックなどの最新情報を共有できる、などのメリットがある。

「つるた療法普及協会」は、現在20名を超える会員規模になっている。治療院などを開業して「つるた療法」を実践している先生方も、北海道、石巻市、東京都練馬区、町田市、調布市、横浜市、相模原市、茨城県竜ヶ崎市、水戸市、名古屋市などに広がってきている（詳しくは当院ホームページを参照　http://www.shonansports.com/member.html）。

北海道に「つるた療法」の拠点が生まれようとしている

野作豊先生（65歳）は、北海道小樽市で3年ほど前から治療院「ボディケアサロン輝」を経営されている。もともと障害者施設に40年間にわたって勤務されていたが、退職後、地域の困っている人の役に少しでも立ちたい、少しでも救いになりたいと、開業されたのだという。高齢者や障害者など、弱者に役立ちたいという使命をお持ちの方である。

ただし最初のきっかけは、ご自身の腰痛だった。介護の仕事は重労働で、腰を痛めることが多い。野作先生もギックリ腰をやってしまった。そのとき整体やリンパマッサージなどの手技に興味を持ち、入居者への慰安にも使えると考え、勉強を始めたのだそうだ。

開業後も、いろいろなセミナーを受講して新しい治療技術を学んでいたという。

そんなときに、書店で私の本に出会った。

この野作先生から当院に電話がかかってきたのは、２０１３年の早春だった。

「いま先生の本を読み終わったばかりです。素晴らしい内容でした。私は治療院を始めてまだ1年の新米ですが、ぜひ先生の『つるた療法』を学んで自分の施術に取り入れたいと思い、電話をさせていただきました。セミナーを受講させていただけますか？」

そういう内容だった。

セミナーには、地方から泊まり込みで来られる治療家の方も少なくない。私は「よろこんでお迎えします」と答えた。そして野作先生は、その年の4月から始まる当院のセミナーに参加されたのである。

「つるた療法」のセミナーを修了した野作先生は「つるた療法普及協会」の会員となり、セミナーで学んだ技術をさっそく自分の治療院でも導入した。患者さんの印象はとても良く、「つるた療法」を目当てに通院される患者さんが増えたそうだ。腰痛が1回の施術で治った方もいたという。

しばらくして野作先生は、整体学校などで知り合って仲間になった治療家グループの会合に出席し、そこで自分が学んで実践している「つるた療法」について話したらしい。すると、そこに参加していた全員が興味を持ち、「自分たちもぜひ鶴田先生のセミナーを受けたい。ここ（小樽市銭函）でセミナーを開講していただけるようお願いできないだろうか」と、逆に相談されてしまったようである。

その件で野作先生から電話がかかってきたのが、2015年5月ごろだった。私は快諾し、当院が夏休みに入った8月17日と18日に小樽でセミナーを開くことになった。会場は、野作先生が前に働いていた障害者施設の会議室だった。

セミナー会場は狭かったが、和気あいあいと楽しい雰囲気で有意義な勉強会ができた。セミナー参加者は8名だった。なかには小樽でのセミナーの前に茅ヶ崎までやって来て、事前に当院のセミナーを受けていた人も何名かいたので、みなさんの理解も早かった。

セミナーのあと、受講者のみなさんはそれぞれの治療院で「つるた療法」を施術に取り入れていく意欲にあふれていて、やる気まんまんのようであった。

こうして「つるた療法」の拠点は北海道にも広がっていったのである。

人工股関節手術がなくなるまで……

「つるた療法普及協会」のメンバーは若く、まだまだ経験が豊富とは言えない先生も多い。しかし、みなさん私の考えを引き継いで、私の療法を継承してくれている。

私は自分の技術を切り売りして商売をすることにまったく興味がなかったので、同業者相手のセミナーにはずっと消極的だった。しかしそれでは、腸腰筋症候群という考え方も

「つるた療法」も広まらないまま、いずれ絶えてしまうだろう。人工股関節手術は必要ない、手術をしてはいけないと訴える人もいなくなってしまうに違いない。このままでは私がこれまでやってきたことが水の泡になってしまう、ということに気づいたのである。

若い治療家のみなさんに腸腰筋症候群と、それに効果的にアプローチする「つるた療法」を引き継いでもらえる感触が、いま「つるた療法普及協会」の広がりによって得られてきた。これは間違いなく、腰痛や「股関節痛」、その他の痛みに悩む患者さんの救いになると確信している。

私のチャレンジ精神は、ますます大きくふくらんできているのである。

エピローグ

間違った医療常識は、なぜ見直されないのか

多くの人が「健康常識のウソ」に気づかない

人々の健康への関心は、ずいぶん昔から高まってきている。テレビをつければいつもどこかで健康情報が流されているし、雑誌にも必ず健康に関する記事が載っている。健康雑誌も、安定して売行きが好調のようである。それだけ人々の健康長寿への願いは強い、ということだろう。

しかし、「〜が体に良い」とか「〜の病気はこうである」といった健康常識や医学常識は、ときに大きな間違いだった（もしくは疑わしい）ということも決して珍しいことではない。

かつては緑黄色野菜に含まれるβ-カロテンが、がんに良いという研究結果がマスコミでもてはやされ、みんな競うようにブロッコリーやニンジンを食べていたが、最近はあまり言われなくなった。どうも、その後、β-カロテンのがん抑制力には科学的な証拠が見つからないという研究も出てきたようだ。真相はわからない、ということらしい。

血液中のコレステロール値もそうだ。

血中コレステロールは動脈硬化を進めて心臓病や脳卒中の危険を高めるので、中高年は卵とか脂肪分の多い食品は避けたほうがいいという健康常識がある。医師も、患者さんの血中コレステロールが一定の値を超えれば、誰でも同じようにコレステロールの薬を出す。

しかしコレステロールというのは体に必要不可欠な栄養で、血中値が低すぎるとむしろ寿命が短くなるというのがいまでは定説になっている。それでも日本中で大量のコレステロールの薬が出されて、たくさんの中高年が服用しているのは理解できないことだ。

現在の血中コレステロール基準値を超えていても、決して寿命を短くするリスクにはならないということがわかっているのに、基準値は一向に引き上げられることがない。もしかしたら、動脈硬化学会は製薬会社に気をつかっているのかもしれない。

血圧にしても同様である。循環器系のトラブルの原因になるからということで、高血圧も正常値を超えるとすぐに薬が出される。しかし、高齢者の血圧が上がるのは当たり前だから、基準値を超えたすべての患者さんに一律に薬を飲ませるというやり方には批判もある。そもそも血圧の基準値を設定すること自体に意味がない、という意見もあるようだ。ここでも、医学は製薬会社に気をつかっているのかもしれない。

血圧もコレステロールも人間の生理に必要なものなのだから、それぞれの患者さんごとに検討されるべきではないかと思う。しかし「コレステロールは悪い」「高血圧は危険」

という健康常識があまりにも浸透してしまったために、一律の基準値にしたがって日本中の中高年が薬を大量消費しているわけである。これは世界からも批判されていることだが、一向に状況は変わらない。

「傷口を消毒すると治りにくくなる」という新しい常識

ケガをして出血したら、みなさんはどのような処置をするだろうか。

「とにかく傷口を洗って消毒します」

100人中、100人がそのように答えるのではないだろうか。消毒しなければ、バイ菌が傷口で増殖して化膿してしまうからだ。外科の医師ももちろん、傷口は消毒する。当たり前すぎるほど当たり前のことだった。

ところが、この常識がいま180度、ひっくり返されている。形成外科医の夏井睦《まこと》医師（練馬光が丘病院「傷の治療センター」長）が、消毒は傷の治癒を遅らせるだけだから消毒は絶対にやってはダメ、と言い出したのである。

消毒は言うまでもなくバイ菌をやっつけるために行うのだが、実は消毒液はこれから再生していこうとする皮膚の細胞のほうにも大きなダメージを与えてしまう。だから傷口を消毒するとかえって傷が深くなり、治りにくくなるのだという。

また、傷口は乾燥させたほうが治りやすいというのも常識だろう。しかし夏井先生によればこれも完全に間違いで、傷口はじゅくじゅくさせたままにしておくのが最も早く治るのだという。

したがって傷口は、水道水で洗い流し、傷口を乾かさないようにラップでおおい、包帯しておくのがいちばん治りが早いそうだ。間違っても消毒はしてはいけない。これが夏井医師が提唱する、傷の「湿潤治療」である。

常識におかされている頭で考えると、「そんなバカな」という思いが浮かんでくる。しかし、多くの医師が半信半疑ながらも夏井医師の「湿潤治療」を実践してみると、これはまぎれもない「事実」であることがわかった。なかなか治りにくいのでくり返し消毒していた傷も、消毒するのをやめ、水道水で洗って乾かさないようにする夏井医師の「湿潤治療」に変えると、みるみる治っていったのである。

夏井医師の常識を180度ひっくり返す「湿潤治療」は、あっと言う間に医師に広がり、いまではおそらく知らない医師はいないだろう。実践している病院も多いという。

しかし、この新しい常識（旧来の常識をひっくり返した新しい知恵）を受け入れるのは、「権威が小さい順」であるらしい。

大学病院や熱傷センターでは、相変わらず治癒を遅らせるだけの消毒液や軟膏を使いまくり、夏井医師をはじめ市井のたくさんの臨床医が示した「消毒をしないと傷口が早く治る」という「事実」を無視し続けているのだという。

患者さんのことを考えれば、旧来の間違った常識をなぜ是正しないのかと不思議になる。しかし、大学病院や熱傷センターでは患者さんのために「湿潤治療」を取り入れることができないのだ。

その理由は、夏井医師の説（事実）を認めてしまえば、自分たちが築いてきた専門性（権威）が根こそぎ揺らいでしまうからだ。

「われわれの歴史と権威のある専門的な治療によって患者さんが困ることになっているかもしれないが、新しい知恵を認めてわれわれの治療をやめてしまえば、われわれ（および関連業者）の存在意義がなくなってしまう。患者さんはよくても、われわれが困るのだ」

そういうわけなのだろう。

「糖尿病は炭水化物以外なら食べたいだけ食べてよい」という新しい常識

糖尿病治療にも、同じような「事情」があるようだ。

糖尿病は、血糖値が上がる病気である。血糖値が高いと血液中に含まれる糖が血管や神経のタンパクにくっついて、ボロボロにしてしまう。これが心臓病、腎臓病、失明、下肢の切断など、重大な合併症を引き起こしていくのである。

この糖尿病が、いくら治療しても治らないという人が大変多い。いま日本には、糖尿病の患者さんは８００万人くらいいるのではないかとも言われている。

それだけたくさんの患者さんが治らない、どんどん患者さんが増えている理由は「まったく意味のない治療を続けているからにほかならない」と言うのが、京都にある高雄病院の理事長である江部康二医師である。

糖尿病のほとんどは、血液中の糖分をコントロールするインスリンというホルモンの働きが悪くなって起こっている。そこでカロリーを制限した食事や軽い運動が推奨され、さらに血糖値を上がらなくさせるような薬の服用、そしてインスリン注射といった治療が行われているわけだ。

しかしカロリー制限の糖尿病食は、量が少なく、患者さんはそれを一生続けるなどとてもではないができない。糖尿病は痛くも痒くもないことが多いので、なおさらである。だから治らない。

ところが江部医師は、そもそものカロリー制限をした糖尿病食が間違いだと言う。糖尿病で入院すると糖尿病食が出されるが、それは全体のカロリーを一定に制限したものので、内容は普通の食事とまったく変わらない。糖質たっぷりのご飯も出るし、果物やデザートさえ付いてくる。ただ量だけが少ないのである。

江部医師は「血糖値を上げるのは食事で摂った糖質だけなのだから、糖質がたくさん含まれる現状の糖尿病食を食べても血糖値はきちんと下がるわけがない。シンプルに糖質だけを制限した食事にすべきである」ということを主張し、自分の病院で実際に糖尿病の患者さんに対して独自の食事療法を行っている。それは、ご飯やパンなどの炭水化物、果物やデザートなどの糖分の高いものは厳しく制限するが、糖質がほとんど含まれない肉類や魚介類はいくらでも食べてよいという「糖質制限食」である。

これによって、多くの患者さんの血糖値が下がった。薬が不要になったのはもちろん、それまでインスリン注射が欠かせなかった患者さんも、のきなみ正常値になっていく。

糖尿病の患者さんの血糖値は、それを上げるもとである糖質の摂取を制限するだけで簡単に下がった。考えてみれば当たり前の話である。しかし、日本中のほとんどの病院では現在でも、従来のカロリーだけを制限した炭水化物がたっぷり含まれている糖尿病食を続けている。患者さんの血糖値は一向に下がらなくても、「糖質制限」によって明らかに改善しているデータを見ても、それを変えようとはしない。

糖質制限は危険という意見もあるが、それが間違いであることは、多くの著作の中で江部医師が素人でも納得できるように論理立てて述べている。

では、なぜ江部医師の成果が医療に取り入れられないのだろうか。

患者さんがいなくなると医者が困るようになる、というのはとてもわかりやすい理由である。医療経済も重要視しなければいけない課題だろう。しかし、そのために患者さんの糖尿病が治らないという問題を放棄してしまうようでは、医師として失格ではないかと思う。それはもう医療とさえ呼べないだろう。

原因がわからなければ「わからない」と言うべし

私の専門でもある腰痛も、例外ではない。

腰痛で整形外科へ行くと、椎間板ヘルニア、脊柱管狭窄症、脊椎すべり症などと診断される。当たり前のことだが、診断されたということは「この疾患があるために痛いのですよ」ということだ。

ところが数年前のこと、「厚生労働省の調査の結果、腰痛の8割は原因不明だった」という記事が『朝日新聞』(平成25年3月24日)の一面に報道された。

原因不明ということは、原因が「わからない」ということで、原因が「ない」ということではない。しかし現代医学は往々にして「わからない」ことは「ない」ことにしてしまう。画像診断によって自分たちが「そうだ」とわかる異変を見つけ、わかっている範囲で病名をつけ、その治療を行う。

椎間板ヘルニアの手術がそうだし、本書でくり返し述べてきた「股関節痛」の人工関節手術もそうである。椎間板ヘルニアは腰痛の原因ではないし、変形性股関節症も「股関節痛」の原因ではない。それでも、強引に手術をしてしまうのである。

このような横暴は許せないが、それを結果的に支えてしまっているのが、人々に行きわたっている間違った健康常識であり、「医師（医学あるいは科学）崇拝」の心理でもあるのだと思う。

本書で述べてきたことは、私と私の患者さんが知っている「事実」である。整形外科がこれを受け入れてくれれば、人工股関節置換術という、患者さんのその後の人生に多大な負担を強いる手術は必要なくなるかもしれないのである。それは誰よりも患者さんが求めていることだろう。

権威ある人が「事実」から目をそむけ、前の時代の常識にしがみついていると、たくさんの人の迷惑になる。そのことをどうか理解していただきたいと願うばかりである。

おわりに

私が最も大事にしたいのは、当院まで駆けつけてくださる患者さんたちである。それは、私に多くのことを毎日のように教えてくれる「生きた証人」であるからだ。

権威も必要以上のお金も、私には興味がない。だから「人工股関節手術は不要である」などという過激なことを言えるのかもしれない。

切実な思いで来院する患者さん一人ひとりのお話を聞き、施術もしていると、むしろ「人工股関節手術は不要である」ということを私が訴えないのは罪であるような気さえしてくるのだ。それが当然ではないかと思う。

人工股関節手術は不要。

このことに気づき始めている人が、医療界や治療院業界にもじわじわと増えてきている。

しかし現代医療は、そう簡単にはこの問題に真っ向から取り組んではくれないだろう。

歴史と権威を持つ学問・現代医学にとっては、患者さんよりもさらに大事にしなければならないものがあるのかもしれない。それについては、医学者ではない私には理解できないところであるし、私は私の仕事をやるだけである。

それでも私は、患者さんのために、本書がなんらかの波風を立てることができればと願っている。そしていつか、現代医学が腸腰筋症候群を正しく治せるようになれば、こんなに嬉しいことはない。そうなるまでは、私は患者さんを救っていかなければならないのである。

本書で記事を引用させていただいた雑誌『Sportsmedicine』(ブックハウス・エイチディ社)、および愛知医科大学名誉教授・丹羽滋郎博士、太田整形外科院長・太田邦昭先生には心より御礼を申し上げます。

また本書は、現代書林企画部・浅尾浩人氏と編集者の平川潔氏の情熱と尽力がなければ世に出ることはありませんでした。ここに感謝の意を表します。

著者

人工股関節手術不要論《じんこうこかんせつしゅじゅつふようろん》

2016年4月18日　初版第1刷

著　者 ――――――――― 鶴田《つるた》　昇《のぼる》
発行者 ――――――――― 坂本桂一
発行所 ――――――――― 現代書林
〒162-0053　東京都新宿区原町3-61　桂ビル
TEL／代表　03(3205)8384
振替00140-7-42905
http://www.gendaishorin.co.jp/
ブックデザイン ―――― 吉崎広明(ベルソグラフィック)
イラスト・図版 ―――― 村野千草

印刷：広研印刷(株)
乱丁・落丁本はお取り替えいたします。
定価はカバーに表示してあります。

ISBN978-4-7745-1569-4 C0047